# 近見視力表 （30cm 用）

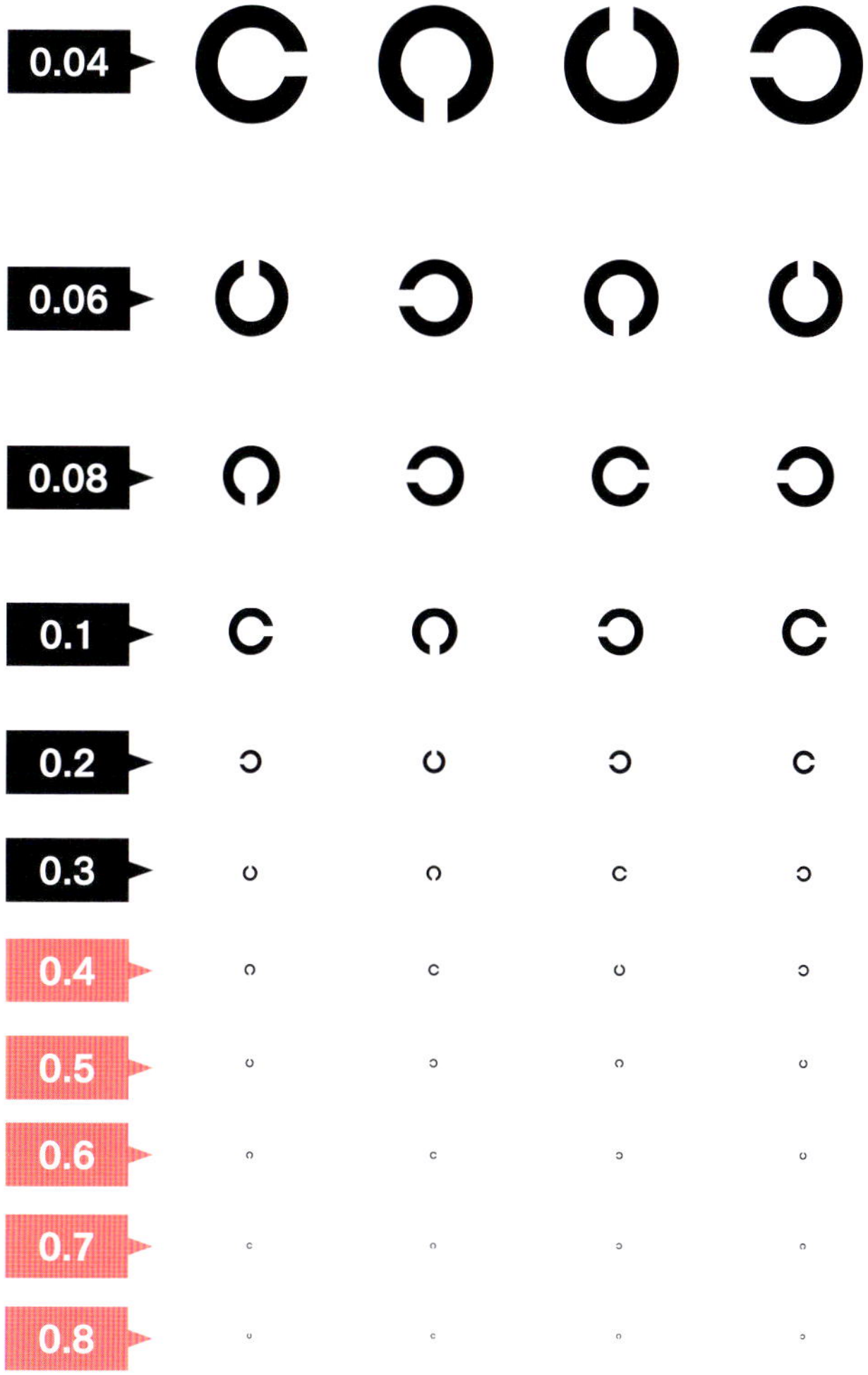


片目ずつ近見視力を測ります。30cm の距離で 0.4 以上あれば合格。それ以下は老眼です。近視の人は、メガネやコンタクトを外さないで測定してください。

切り取り線

## 輻輳開散《ふくそうかいさん》力（両眼視力）チェック

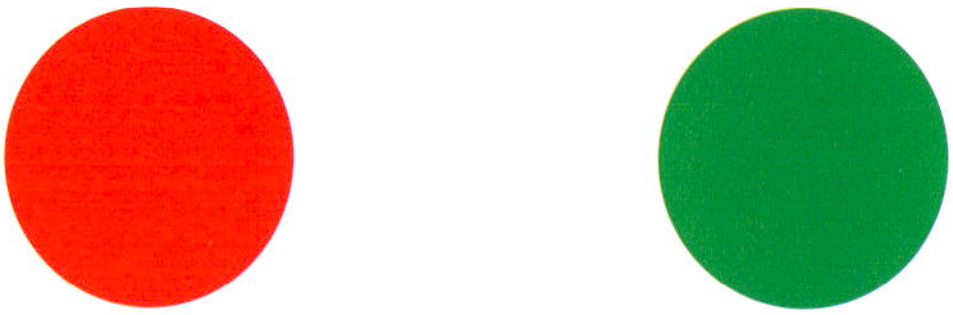

## 立体視トレーニング

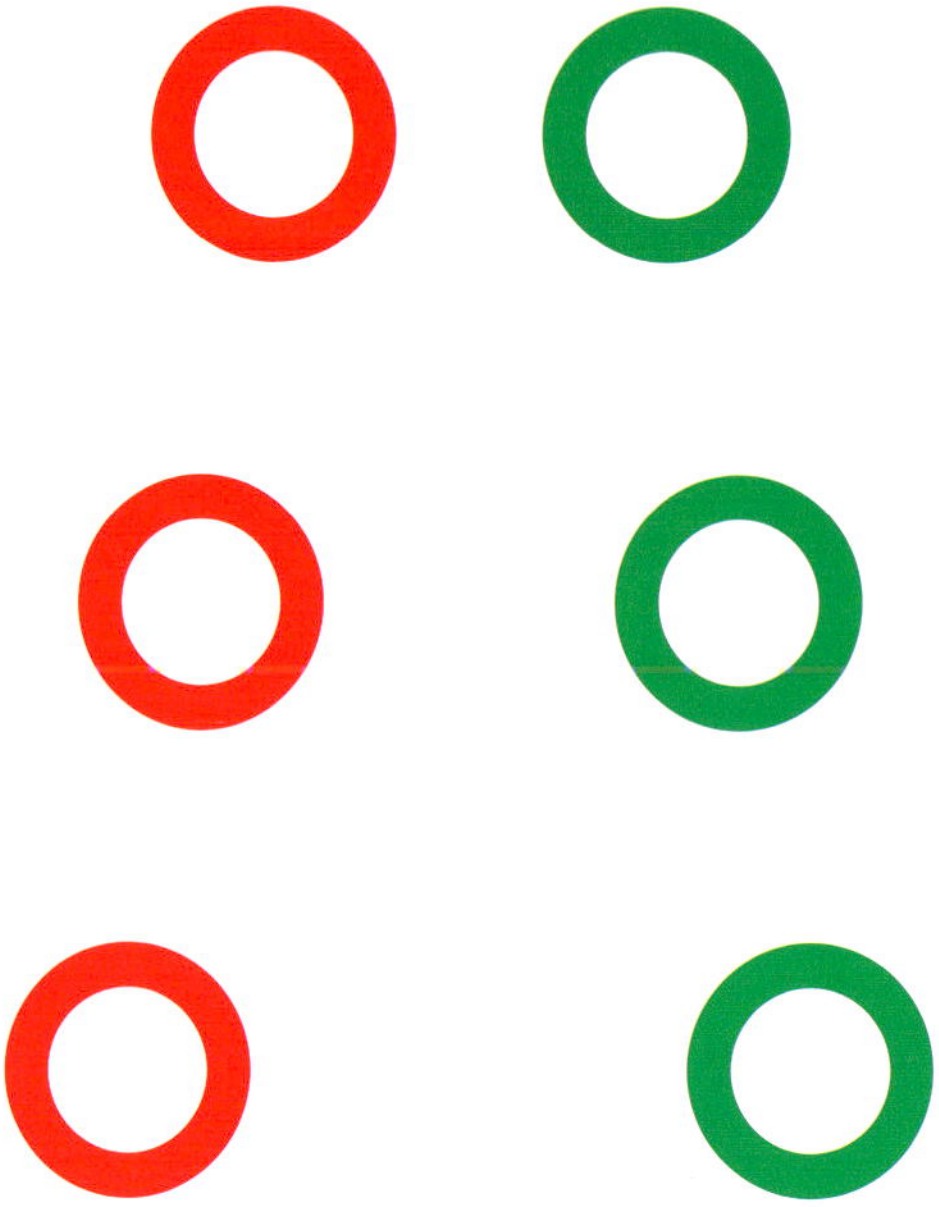

見ているだけで視力アップ！

# 眼の老化は脳で止められた！

老眼も近視もよくなる！

ビジョンサロン所長
中川和宏

青春出版社

プロローグ

# その眼の衰えは「脳の老化」が原因だった

みなさん、最近、こんな経験はありませんか。

□スマホの文字が見づらく、入力ミスが増えた
□目の前にある探しものに気づかないことが多い
□文章を読んでいても、内容がなかなか頭に入ってこない
□本や新聞を読むのがおっくうになった
□もの忘れが激しくなった
□歩いているときに、人やものにぶつかったり、つまずくことが多くなった
□電車に乗っているとき、通過する駅名（停留所名）が読めなくなった

実は、これらは**「目（眼）」だけでなく「脳」が老化しているサイン。**

当てはまる項目が多い人ほど、**目ではなく脳が老いたために、目の老化症状（老眼・強度近視など）が進んでいる可能性があります。**

ご存じのように、私たちが「ものを見る」とき、ただ目で見ているだけではありません。

目がとらえた情報を電気信号に変換して脳にちゃんと伝えて初めて「見える」。

つまり、ものを見るというのは、目と脳の共同作業です。

「文字を読み間違えたり、入力ミスしてしまう」
「目の前にある探しものに気づかない」
「歩いているときに人やものにぶつかりそうになる」

……先に挙げたこんな現象も、実は「脳」が原因。

目には映っている視覚情報を脳が適切に処理していない。つまり、脳の働きが衰えているために起こります。

そのため、従来の視力回復法のように、**いくら目の筋肉を鍛えて「目の機能」**

**をアップさせても、脳の処理能力が低下していると、トータルの視力は上がらないのです。**

## スマホで視力低下が加速する意外な原因とは？

このような脳の見る力のことを、目の見る力（眼球視力）と区別して、私は「脳内視力」と名づけ、脳から視力を劇的に回復させる方法を約40年間、指導してきました。

近年、私たちの目と脳を取り巻く環境は激変し、とくに、**現代のスマートフォンやパソコンなどの使用が当たり前の情報化社会では、目はもとより脳への負担がとても大きい**と感じています。

一般に、スマホやパソコン画面を長時間見て目を酷使することで視力が下がるといわれていますが、それだけではありません。

スマホやネット漬けで、**目から入ってくる文字や映像などの情報量があまりに**

**も増えたために、脳が疲れきって、情報を処理しきれなくなります。**

さらに、最近のケースを見ていて気になるのは、**スマホで片眼視《かたがんし》（片目使い）の状態になる人が急増している**という問題です。

視力を測ると、左右の視力の度数が例えば0・2くらい違う「不同視《ふどうし》」の人が多いのですが、それも、片目でものを見るクセが原因と考えられます。

ためしに、あなたの周囲で、スマホに夢中になっている人の目を見てください。画面を斜めから見ていませんか。

ひどいケースでは、利き目で画面を見ていて、片方の目が遊んでいたりします。これが片目使いです。

私たちは本来、左右二つの目を使って見た像を、脳の中で一つにまとめています。これを両眼視《りょうがんし》といいますが、この両眼視機能のおかげで、私たちは遠近感や立体感を感じることができます。

ところが、スマホの小さい画面を至近距離で見続けていると、どうなるでしょう？

近くを見るほど、両目を内側に寄せる必要がありますが、両目を寄せ続け、ピントを合わせ続けることは、誰にとっても、しんどい作業です。片目で見たほうがラクなので、自然に片目で見るクセがついてしまうわけです。

「気をつけ」の姿勢を長時間していると疲れてきて、そのうち、片足を少し開いて「休め」の姿勢になってしまいませんか。

これと同じことが目に生じるのです。

**片目で見ていると、使わないほうの目が「廃用性萎縮《はいようせいいしゅく》」といって、使わないことによって機能が衰え、視力が低下します。**

すると、両目の視力に差が出て（不同視）、目は疲れやすく、肩こりや頭痛などを起こしやすくなります。

そのうち、使っている目の負担が大きくなるので、視力がよいほうの目まで働きが悪くなり、視力が低下します。

この繰り返しで、視力低下が加速するのです。

## 両眼視機能アップで脳機能アップ

両目で同じものを見て、それを脳で一つにまとめ、立体的に空間を把握して行動を起こす。この目から脳への連携がうまくいくかどうかは、「両眼視」にかかっています。

ところが、**両眼視機能を使わないと、その視覚情報が脳にうまく伝わらないために、脳の機能まで低下してしまいます。**

記憶できない、集中できない、想像できない、理解できない、判断できない、認知できない……仕事や勉強の成果が出にくくなるでしょう。

そうです。**「もの覚えが悪い」のも、「もの忘れが激しい」のも、年のせいではありません。**

本当の理由の一つとして、**両眼視機能の低下による脳機能の低下が考えられるのです。**

## 「眼と脳の体操」＋「3D動画」で近視も老眼も回復する！

世間一般では、目の老化＝老眼のこと。そして老眼というと、目のピントを調節する筋肉（毛様体筋《もうようたいきん》）が衰えるために、近くのものが見えにくくなった状態をいいます。

そこで**「年だから老眼はしょうがない、あきらめるしかない」と、メガネ（老眼鏡）を使うのが常識でした。**

私は**近視も目の老化現象**と考えているのですが（理由は後述します）、近視は眼軸《がんじく》（眼球の前後方向の軸）の伸びが原因だから、治らないというのが常識でした。

これらは今や古い常識です。従来は、目の機能面にしか、まさしく目を向けてきませんでした。

本書の方法で、脳から視力回復すれば――近年ではとくに両眼視機能を回復させれば、老眼も近視も今から回復します。

この本は、両眼視機能をはじめ、あなたに足りない視力と視機能をアップさせる①中川メソッド「5つの目と脳の体操（リアル）」と、②最先端の特許技術を使用した「3D動画（バーチャル）」の2段ロケット方式であなたの視力を回復していきます。

基礎の土台をちゃんとつくらないで家を建てても倒れてしまうように、①で目と脳の正しい使い方を身につけ、視力回復の土台がしっかりできてからでないと、②は活用できません。

**いきなり3D動画を見ようとしても、そもそも立体視ができないため、見ることができなかったり、視力回復効果が半減してしまいます**ので、ご注意ください。

二枚の絵や写真を並べ、それを立体視して見るという3D視力トレーニングが一時ブームになりましたが、「やってみたけれど、立体的に見えない」と言う人が続出しました。

視力と目と脳の使い方に問題がある人が3D画像を見ても、立体的に見ることができないのです。

しかも今回は、静止した３Ｄ写真や３Ｄイラストと違い、３Ｄ動画です。目を動かし、追いかけた先にピントが合い、脳が空間を認識できる特許技術（特許第４９６６９４１）を採用している優れものです。

最先端の立体視による視力回復映像の研究を20年しているチームに特別に協力していただき、

「遊ぶように映像を楽しみながら、視力回復できる」

という夢を実現しました。

また、「３Ｄ視力回復法」というと、世の中にはたくさんの立体映像やアプリがあふれていますが、３Ｄ（立体映像や立体画像）なら何でもいいわけではありません。

本書に付けた３Ｄ動画の一番の大きな特長は、立体視トレーニングのうち「幅《ふく》輳力《そうりょく》」だけでなく「開散力《かいさんりょく》」を強化することです。

目は近くを見るときに輻輳（目を寄せる）し、近くから遠くを見るときに開散（目を離すこと）するのですが、従来の3Dは、寄り目をして眼筋の緊張状態を維持するという「輻輳力のみ」を強化するものでした。

それを特許技術（映像が飛び出す前後の可動域が世界トップクラス）の映像を、ピントを合わせて見ているだけで、自然に目は開散（弛緩）し、ゆっくりと動く映像に合わせて目を動かすことで短時間で効率よく眼筋がストレッチされるのです。

## 60歳を過ぎても、眼の老化がストップしている私の方法

プロローグの最後に、簡単に自己紹介しておきましょう。

私はアメリカの視力眼科医（オプトメトリスト）のもとで、**21項目の視機能チェックと視機能トレーニングを学び、独自の東洋的ビジョン・セラピー（脳を活**

**性化して視力を劇的に回復するトレーニング（中川メソッド）を確立。**

１９８１年に東京でビジョンサロンを開設以来、視力回復の現場に携わってきました。

ここには日本全国、海外からもさまざまな症状の目のトラブルを抱える方が相談に来られますが、これまで3万人のカウンセリングを行ってきた経験上、

**「いくつになっても視力は回復します。**

**どんなタイプの視力低下でも、あきらめることはありません。**

目と脳をトレーニングしつづければ、必ずよくなります」

と断言しています。

前にも述べたように、目と脳は密接につながっています。

あなたが「よく見えなくて当たり前」と現状を受け入れたり、「視力が戻らないかもしれないいな」と不安になっていたら、どうなるでしょう。

脳は見る意欲を失い、怠けてしまいます。

**「見える！」**

**「近くがハッキリ見えるようになる！」**
**「目はよくなる！」**
**そんなプラスイメージを脳に送って、トレーニングを続けてほしいのです。**

私自身、毎日、目と脳のトレーニングは欠かしません。そのおかげで、還暦をとうに過ぎても、いまだに老眼鏡のお世話になっていません。

**60代後半で老眼ストップ更新中です。**

30㎝離れた場所から文章を読むことができますし、両目とも遠方視力1・2。眼底検査や視野検査などの目の検査を行っても、「全く問題ない目です」と言われます。

近視の合併症である緑内障《りょくないしょう》、白内障《はくないしょう》、黄斑変性症《おうはんへんせいしょう》、網膜剥離《もうまくはくり》といった目の病気とも無縁です。

最近の遺伝子工学の研究で、目から脳が機能分化していったことが新たにわかりました。

発生学的にも目は脳そのものです。目を鍛えると脳が、脳を鍛えると目がよくなるようにできているのです。

目から入った視覚情報が正確に脳に伝わらなければ、記憶に残りません。目のピントが合わず、ぼんやりとしか見えなければ、物事を認識できません。ピントを合わせ続ける集中力も続きません。

目と脳は相互に影響を受け合いますから、逆もしかり。目と脳のフィードバックコントロールがうまく回りはじめると、脳の回転率が大幅にアップするでしょう。

本書の方法で、**目の老化を止めることは脳の老化を止めることにもつながります。**

視力が回復するとともに、記憶力・集中力・判断力などがアップしていくことを実感していただけるはずです。

中川和宏

見ているだけで視力アップ！「眼の老化」は脳で止められた！　目次



第1章

# 脳の働きを活用すれば、眼がどんどんよくなる秘密

## あなたに足りない視機能をチェックする

## 第2章 視力も脳もよみがえる 5つのビジョン・トレーニング

### 1日10分! 眼と脳を同時に鍛える

## 第3章 困った眼の症状を根本から解決するヒント

### 近視、スマホ老眼、急性内斜視、緑内障、白内障、網膜剥離…

## 第4章 スマホで機能低下した眼と脳はスマホでなおす

### デジタルの弊害を防ぐ対策トレーニング

本文イラスト　齊藤 恵
本文デザイン・DTP　リクリデザインワークス
動画制作　リメディア

第1章

# 脳の働きを活用すれば、眼がどんどんよくなる秘密

あなたに足りない視機能をチェックする

# テレビで実証！　その場で全員の視力を上げた「潜在視力」回復法

あるテレビ番組で、人気の「視力回復本」の著者が4人登場し、それぞれの視力回復法を視力が低いゲストが実践して、本当に視力が上がるのか検証するという「視力回復実験」企画に出演したことがあります。

実験の結果、ゲスト全員が例外なく視力が上がったのは、「脳」を使った私の方法だけでした。

みなさんも、この場で同じ方法を試してみませんか。

まず、次のページにある視力検査表をコピーするなどして、3メートル離れた位置に貼ります。

次に、右目と左目それぞれの視力を測定しておきます（視力0・5以下の人はメ

## 脳を使えば、その場で視力は上がる実験

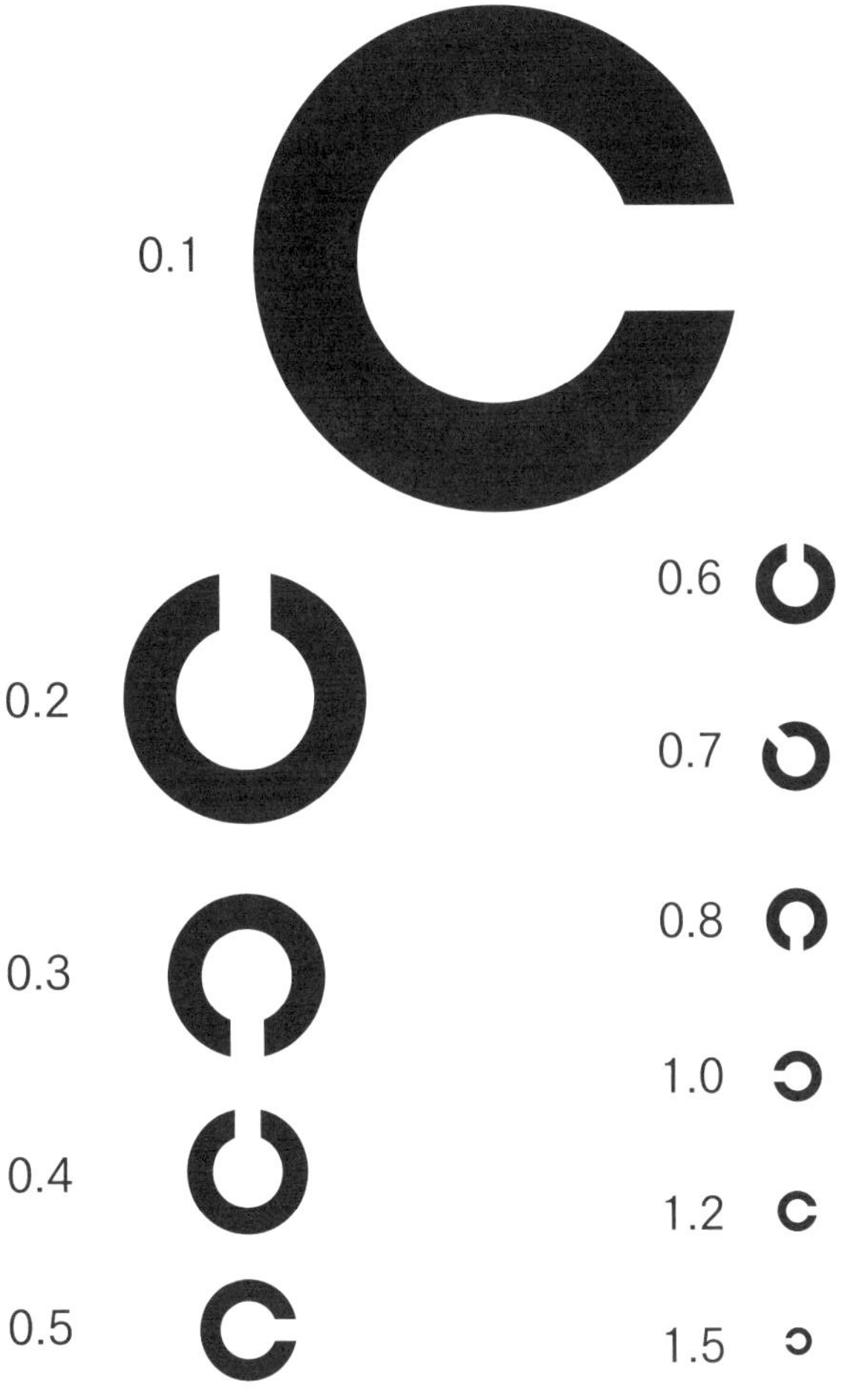


3ｍ用の視力表です。目を閉じて、ゆっくり
深呼吸したあと、「見える！」と思って見てください。

ガネやコンタクトをつけておこなってください)。

そして、心の中で強く「見える!」「見える!」と念じながら、視力を測ります。

次第に、1~6段階下までなんとなくぼんやりと見えてきます。

効果を感じにくい人は、目を閉じて、ゆっくり深呼吸をし、リラックスしてから、同様に「見える!」「見える!」と強く意識しながら、静かに目を開いてください。

これを何度か繰り返します。


老眼の場合も、同じように試してみましょう。

老眼鏡を外して、口絵の近見《きんけん》視力表で30cm離れた距離で右目と左目の近見視力を測っておきます(3秒以内にはっきり見えるものに限ります)。

目を閉じて、「見える!」と脳で強く意識してください。ゆっくり目を開けて、もう一度、近見視力表を見てください。先ほど測定したときよりも、はっきり見えませんか。


**〈脳が〉→見えると思えば〈視力が〉→見える**

**目と脳がつながっていて、脳の見ようとする力（＝脳内視力）を高めるだけで視力が変わる**ことがわかります。

とくに、「昔は目がよかった」という人の場合、**「潜在視力」といって、はっきりものが見えたときの記憶が、脳の中に眠っています。**この潜在的な視力を引き出すことによって、一度落ちた視力は取り戻すことができるのです。

## 記憶力と視力の相関関係がわかる「1秒トレーニング」

**脳の働きをよくすると視力は上がります！**

「最近、もの忘れがひどくて……」という人にぴったりな視力と記憶力を同時に上げる一石二鳥のトレーニングをご紹介しましょう。

次に挙げた、3ケタから8ケタの数字を1行ずつ1秒で見て覚えてもらいます。

①あらかじめ視力または近見視力を測っておきます。
②下敷きや手などで数字が見えないように隠します。
③まず、一番上の３ケタの数字をパッと見て目を閉じ、瞬間的に覚えてください。
1字1字読んで覚えようとしてはいけません。パシャッと写真を撮るように、数字全体を脳に焼き付けます。
④覚えた数字を口に出して答えます（紙に書き出してもＯＫ）。
⑤合っていれば、次の行（４ケタ）に挑戦し、ケタ数を増やしていきます。
⑥覚えるケタ数が増えるほど、脳の記憶力が高まっている証拠。
視力をもう一度測って確認してください。

これが、あとで紹介する **「瞬間視」** トレーニングです。
ものを瞬時に見て覚えること（瞬間視）は、ものを瞬間的に脳にインプットして焼き付けることです。そして覚えた数字（情報）を答える、イコール、脳から記憶をアウトプットする。これを繰り返すことによって、脳の処理能力が高まり、視力

## 「瞬間視トレーニング」で、
## 視力と記憶力が同時にアップ！

**3ケタ** 358

**4ケタ** 2983

**5ケタ** 46724

**6ケタ** 175842

**7ケタ** 8538257

**8ケタ** 31467591

上から1行ずつ、1秒で数字を覚えていきます（下の数字は、手などで隠しておこないます）。

覚えた数字を口に出して答えてください。1字ずつ覚えるのではなく、数字全体を脳に焼き付けるようにするのがコツです。

がアップするのです。

## 視力低下は自分で回復できる！

通常、老眼や近視の場合、お医者さん（眼科医）は、視力の測定をし、メガネやコンタクトレンズの処方をおこないます。

目のピントが合うよう調整する「視力矯正」はしても、「視力回復」はおこなっていません。

なぜでしょうか。

ひとことでいえば、**眼科では視力回復は扱っていないからです。**

日本では、眼科がおこなう社会保険診療の項目の中には、視力測定やメガネ・コンタクト処方などの項目はありますが、視力回復の項目はないのです。視力回復は、診療報酬の点数にならないわけです。

最近では、近視・老眼のレーシック手術（レーザーを目の角膜に当てて視力を矯正する手術）やオルソケラトロジー（特殊なレンズをはめて角膜を矯正する療法）などをする人も増えてきましたが、「視力をよくする」のではなく「見えるようにする」という発想です。薬を飲んでいるから自分は健康だという人と同じで、根本療法ではありません。

視力回復の専門家はいないというのが日本の現状なのです。

日本と違い、アメリカでは目の病気を主に扱う「眼科」のほか、視力のケアをする「視力眼科」があり、民間保険もきく制度設計がされています。

視力眼科医（オプトメトリスト）は、視力だけでなく、視機能を21項目調べてメガネやコンタクトレンズをつくります。

視力を、ハードウェア（眼球視力）だけでなく、ソフトウェア（脳内視力）を含めたトータルな力（目から入力した視覚情報を脳に伝え、脳が認識・処理し、行動として出力する）としてとらえているからです。

次項でもふれますが、「視力」とは目のピント調節機能だけの問題ではありません。

そして、**ふだんの目の使い方のクセ、脳の使い方のクセで、知らず知らずのうちに弱ってしまった部分（視機能）があります。**

その弱った部分を鍛えるトレーニングをおこなうことで、老眼であれ、近視であれ、どんなタイプの視力低下でも回復させることができるのです。

## あなたに足りない視機能は「視力検査」ではわからない

みなさんは「視力」というと、何をイメージしますか？

ほとんどの人が、検眼機のランドルト環（「C」のようなマーク）を見ながら、「上」とか「下」などと環の切れ目の方向を答える視力検査で得られたデータをイメージするでしょう。

あの検査で測定しているのは、「静止しているものをどこまで遠くまで見えるか」です。あくまで「視力」の一部なのです。

先ほど、アメリカの視力眼科では21項目もの視機能を調べるといいましたが、**「視力」は、実はさまざまな要素（視機能）から成り立っており、トータルした能力なのです。それぞれ脳の働きにも関わっています。**

本書では、とくに目の老化に関係があり、重点的に押さえておきたい視機能を、5つに絞って紹介します。

**1 眼球コントロール力**……眼筋を動かして、眼球を動かす力です。

これが衰えると、目の血流障害が起こり、眼筋のこりが生じます。目が疲れやすいだけでなく、脳が疲れて脳の「見る気」が失われます。

**2 輻輳開散力（両眼視力）**……両目を寄せたり離したりする力です。両目でバランスよくものを見て、脳の中で一つの映像にまとめることを両眼視といいます。

これが衰えると、左右の視力が違ってきたり、距離感が把握しづらくなります。ものを見るとすぐ疲れたり、文章を読むのに時間がかかったりします。

**3　焦点調節力**……近くのもの、遠くのものにピントを調節して見る力です。
これが衰えると、目を通してぼんやりした情報が入ってくるために、イライラしたり、脳もぼんやりして動作が鈍くなったりします。

**4　瞬間視力**……瞬間的に目で見たものを脳に焼き付ける力です。
これが衰えると、記憶力が低下します。もの覚えやもの忘れがひどくなります。

**5　周辺視力**……中心以外の周辺の状況を把握する力です。
これが衰えると、周辺からの情報が少ないために、脳に伝わる情報が少なくなってしまいます。

まずは、あなたの目と脳の状態をチェックしてみましょう。
これらは**「正しい目や脳の使い方」チェックにもなっています**ので、週に一度くらい測定し、視力アップを実感してみてください。

## チェック1

# 「輻輳開散力（両眼視力）」チェック——両目でバランスよく見ているか

プロローグで紹介したように、目は近くを見るときに輻輳（目を寄せること）と、遠くを見るときに開散（目を離すこと）をおこなってピントを合わせます。

ところが、スマホなどの小さい画面を至近距離で見すぎると、この輻輳開散力が衰え、「両目でバランスよく見る」という正しい目の使い方ができなくなります。ついつい利き目（片目）でものを見るクセがつきます。

右目で見たものと左目で見たものを一つにまとめる（融像《ゆうぞう》）のは脳です。**遠近感や距離感、立体感がつかめるのもこの両眼視機能のおかげです。**したがって、両目の使い方のバランスが悪いということは、脳の使い方のバランスが悪いともいえるのです。

両目をバランスよく使っているかどうかは、「立体視」できるかどうかでチェックできます。

本の口絵ページ（赤い丸と緑の丸があります）を開いてください。

立体視のやり方を説明します（平行法）。

①ハガキを目と目の間（鼻のライン）に立て、本に顔を近づけます。

②右目で右の図、左目で左の図を見たまま、徐々に離していきます（ハガキで右目と左目を仕切ることによって、眼球が動かずにうまくできます）。

③すると、ある地点で、真ん中にもう一つ図が見えてきます。

右目で見た図と左目で見た図を**脳の中で融像させると立体的に見える**わけです。

**判定結果**

□円が立体的に見える人……両眼視力年齢　20～30代
□円が重なりそうで重ならない人……両眼視力年齢　40～50代
□円が左右にバラバラに寄ったまま動かない人……両眼視力年齢　60代以上

# 立体視のやり方

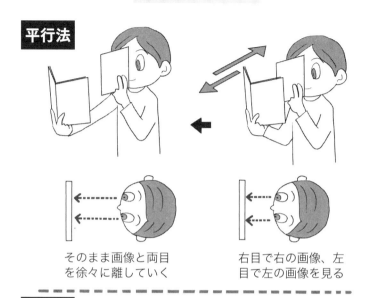

## 平行法

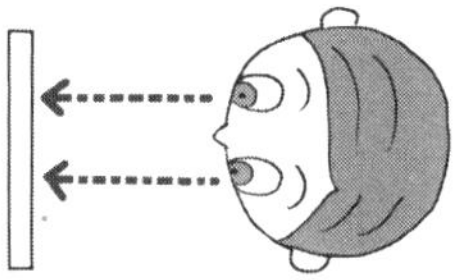

そのまま画像と両目
を徐々に離していく

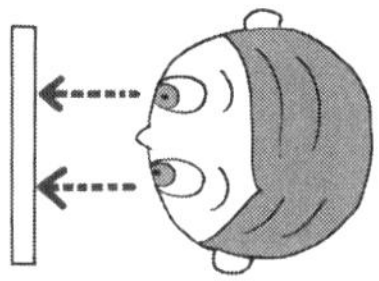

右目で右の画像、左
目で左の画像を見る

## 交差法

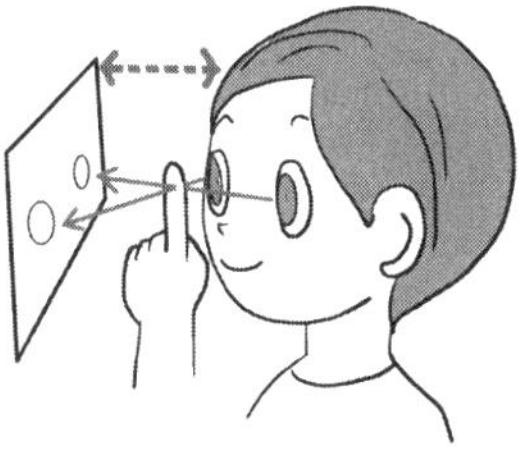

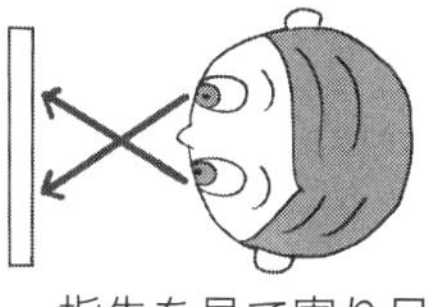

指先を見て寄り目に

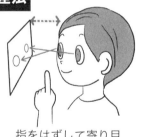

指をはずして寄り目
のまま画像を見る

立体画像は、「平行法」と「交差法」という目の使い方
で見ることができます。
平行法で見て立体が飛び出して見える場合、交差法では
引っ込んで見えます。平行法で引っ込んで見える場合、
交差法では逆に見えます。

もう一つ、「交差法」と呼ばれる立体視の方法も紹介しましょう。
①30㎝くらい目を離し、本と目の中間に、人差し指を立てます。
②人差し指の指先を見つめて寄り目になり、人差し指を前後に動かすと、ある地点で、真ん中にぼんやりともう一つ図形が見えてきます。
③寄り目のまま、そっと指を外し、立体的に見えるよう調整します。

**判定結果**
□円が立体的に見える人……両眼視力年齢　20〜30代
□円が重なりそうで重ならない人……両眼視力年齢　40〜50代
□円が左右にバラバラに寄ったまま動かない人……両眼視力年齢　60代以上

こうして寄り目を繰り返すだけでも、視力を回復する効果があります。

とくに、老眼では近くを見るときの輻輳（両目を寄せること）ができなくなります。目を寄せる働きを強化するだけで、近づいてもピントが合いやすくなり、ものがはっきり見えるようになるのです。

チェック2

## 「瞬間視力」チェック――一瞬でどれだけ記憶できるか

前にふれたように、一瞬で見たものを覚えることは、記憶力を強化するとともに、大量の情報を処理する力（脳内視力）を測ります。

○△□の組み合わせがあります。これを上から順に1秒で見て配列を覚えます。いくつ読み取れましたか？　順番に形を覚えようとしてはいけません。写真を撮るように、全体を脳に焼き付けるようにするのがポイントです。

**判定結果**

□6つ以上……瞬間力年齢　20～30代
□3～5つ……瞬間力年齢　40～50代
□2つ以下……瞬間力年齢　60代以上

## あなたの瞬間視力をチェックしよう

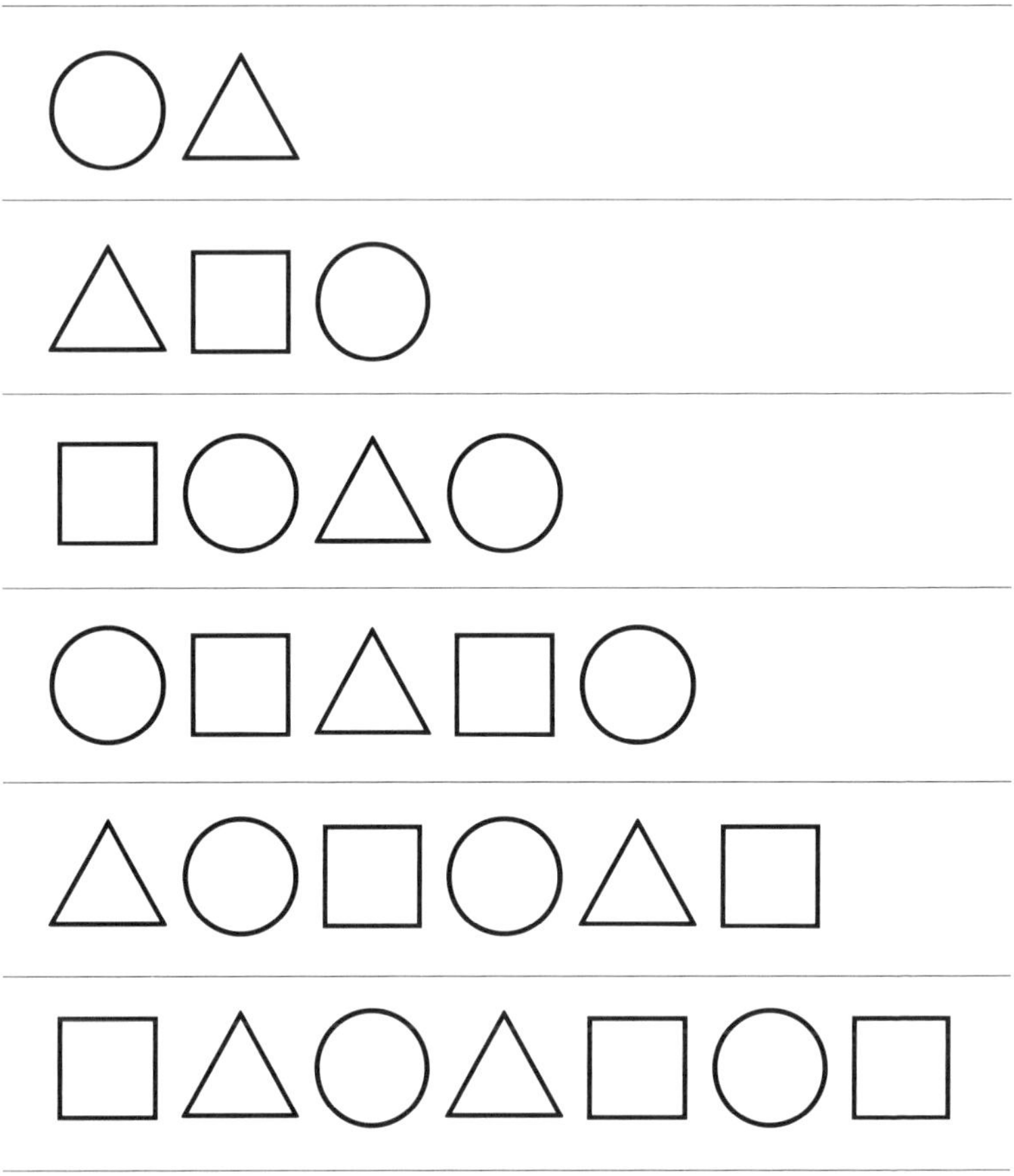

上から１行ずつ、１秒だけ見て形（パターン）を覚えていきます（下の図も見えないように隠します）。
覚えた形を書き出してください。
※ 見て覚えようとするのではなく、脳に全体を焼き付けるようにします。

## チェック3 「眼球コントロール力」チェック――眼筋、毛様体筋の緊張度は？

加齢によって眼球のまわりの筋肉が衰えます。

さらに、スマホやＰＣなど、画面の一点を凝視するような目の使い方をしていると、ピントを合わせる毛様体筋や目を動かす外眼筋がこり固まってしまいます。

体の筋肉が硬直すると動脈硬化が進むように、目の筋肉が硬くなると、目の血管は硬くなり、神経の流れも悪くなって脳への神経伝達がスムーズにいかなくなります。

眼精疲労やドライアイが気になるときは、この眼球コントロール力が弱まっている可能性大です。

次の∞の線上を目だけで追ってください。顔は動かさないで、視点移動するようにします。10秒間で、何周できるかをチェックしましょう。

# あなたの眼球コントロール力をチェックしよう

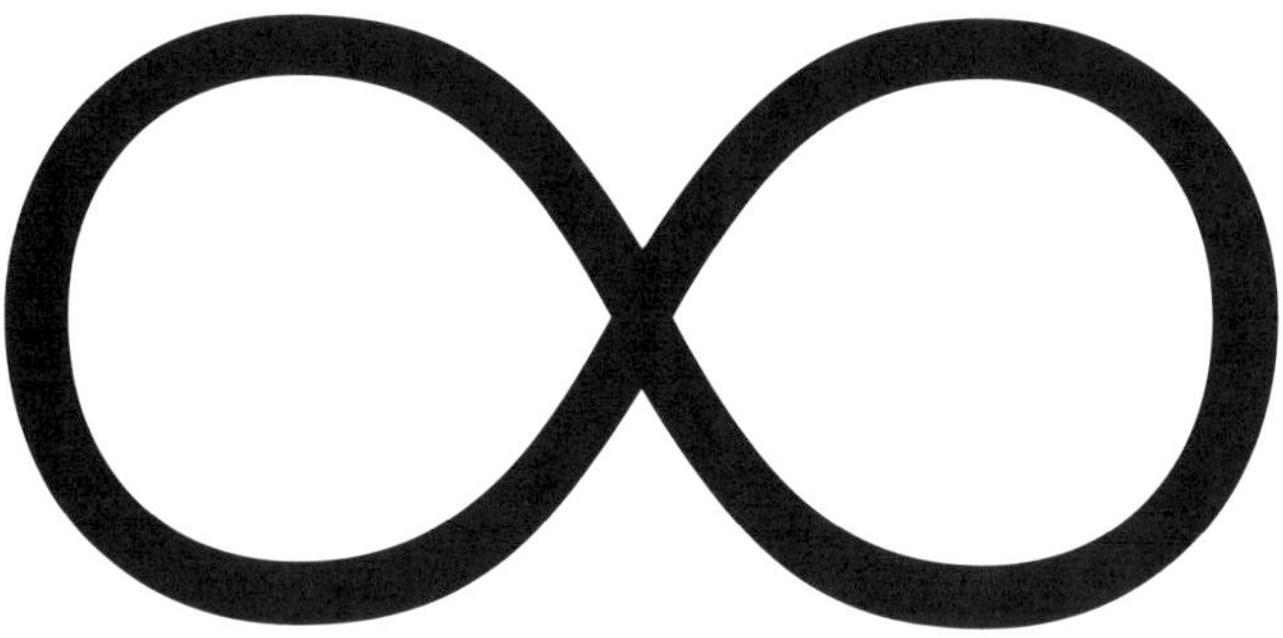

顔を動かさずに眼球を動かすようにして
∞上の線をたどってください（10秒間）。

**判定結果**

□10回以上……眼球コントロール力年齢　20～30代
□5～9回……眼球コントロール力年齢　40～50代
□4回以下……眼球コントロール力年齢　60代以上

## チェック4
## 「焦点調節力」チェック——眼と脳のピントを合わせられるか

手元を見ていて、急に遠くを見ると、すぐにピントが合わない。あるいは、遠くを見ていて急に近くの文字を見ると、文字がぼやけてしまう……。これは焦点調節力が低下したサインです。

遠くのものと近くのものに焦点を合わせられるかチェックしましょう。

大きさの違う数字が1～30までランダムに並んでいます。

1、2、3……と順番に素早く数字を見つけてください。

これは「平面遠近法」といって、大きな字と小さな字を次々に見ていくものです。

大きな字は近くのもの、小さな字は遠くのものと脳が錯覚するしくみを利用して私が20年前に考案し、紙上で遠くのものと近くのものを交互にピントを合わせるトレーニングとして好評をいただいています。

制限時間は1分。

あなたは何番まで数字を見つけることができるでしょうか。

**判定結果**

□20以上……焦点調節力年齢　20～30代

□15～19……焦点調節力年齢　40～50代

□15未満……焦点調節力年齢　60代以上

## あなたの焦点調節力をチェックしよう

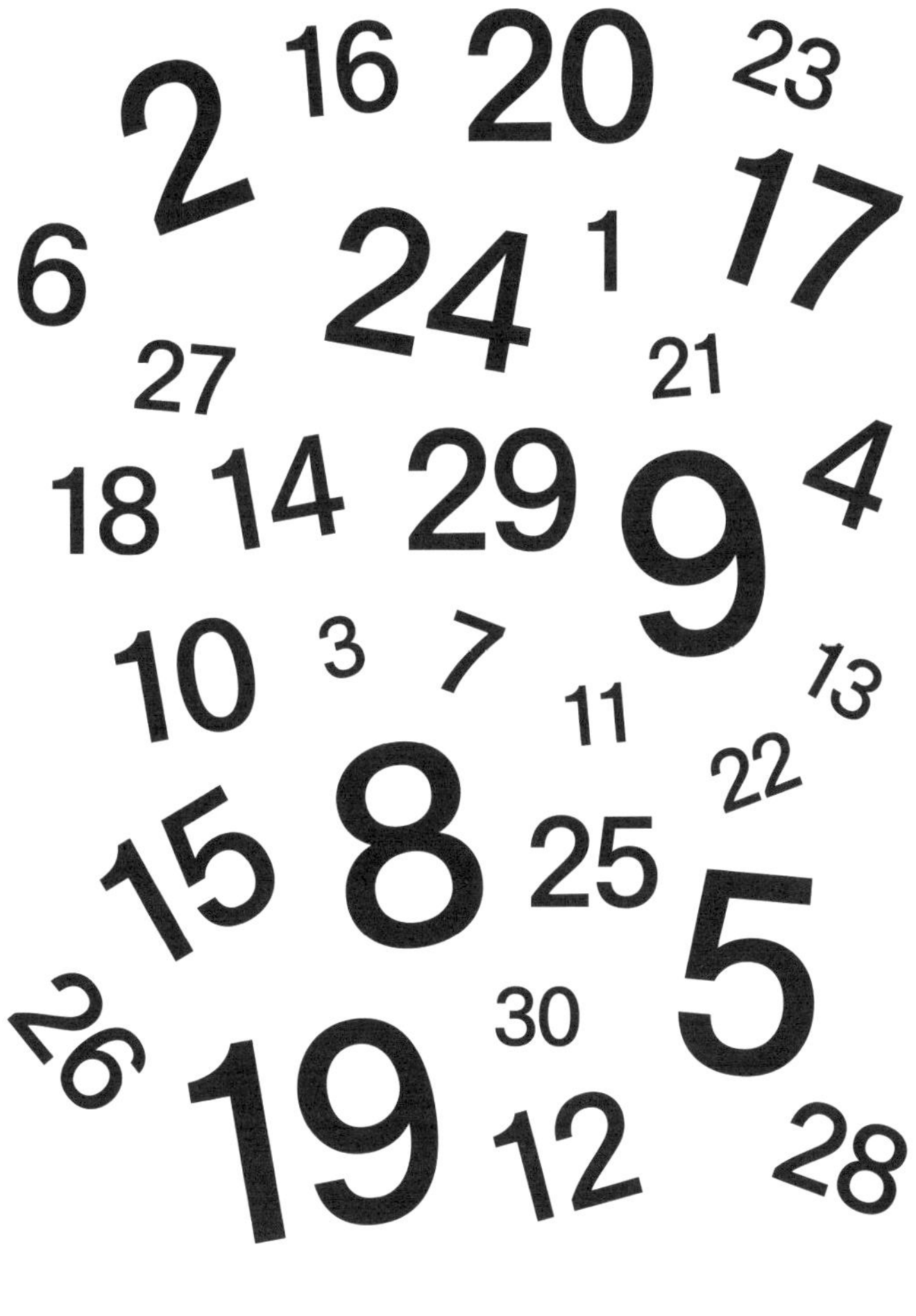


制限時間1分で、1,2,3……と1から30まで順番に数字を探して、素早く見つけてください。

チェック5

# 「周辺視力」チェック——視野の広さはどれくらいか

周辺視力が低下すると、視野が狭くなります。中心以外の周辺に見える範囲が狭いと、脳に伝わる情報も減ってしまいます。記憶容量が減ったり、ものを覚えるのに時間がかかることにもつながります。

車を運転するときはスピードを出すほど周辺視野が狭くなりますし、夜間になると周辺視野が狭くなりますが、運転ミスをしやすいという人は要注意です。よくつまずいたり、転んだりするという人も周辺視野が狭くなっているといえます。

では、あなたの視野の広さをチェックしてみましょう。老眼鏡をかけるとレンズ外の部分が見えづらくなりますので、老眼鏡は外してください。

①腕を前に伸ばし、左右の手を親指だけ立てて握ります。親指の爪は自分に向け

## 周辺視野チェック

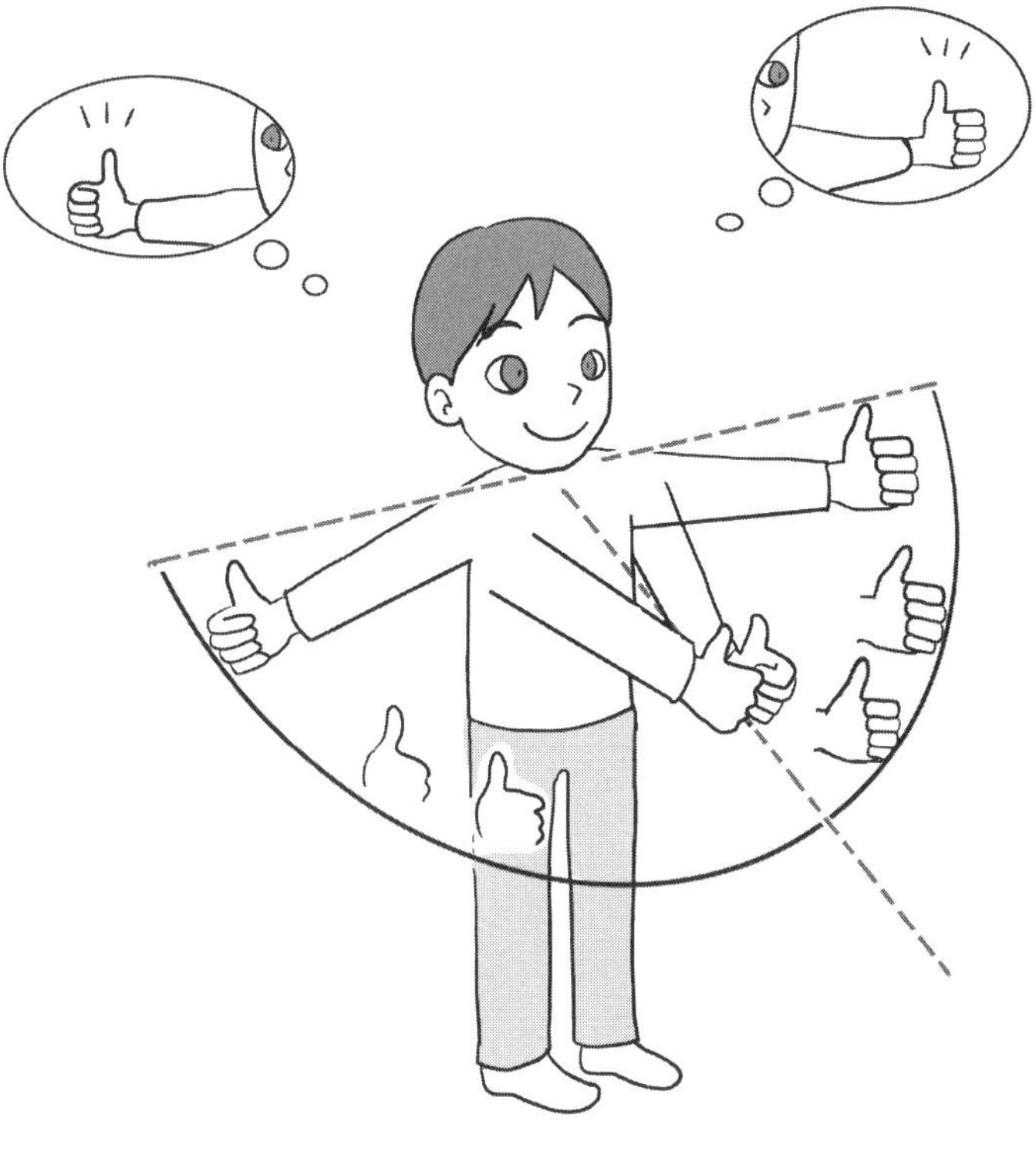

目線は正面を向け、意識は左右の爪へ。左右の腕を横に広げていき、視野をどこまで広げられるかをチェック。

ます。

②視線はまっすぐ正面に向け、意識は左右の親指の爪に向けます。

③ゆっくり呼吸をしながら、腕を左右に広げていきます。どこまで親指を見ることができるか、真横を90度として角度をチェックしましょう。

**判定結果**

□60度以上……周辺視力年齢　20～30代

□30度～60度未満……周辺視力年齢　40～50代

□30度未満……周辺視力年齢　60代以上

# 第2章

# 視力も脳もよみがえる5つのビジョン・トレーニング

1日10分！　眼と脳を同時に鍛える

# 中川メソッド「新・視力回復トレーニング」のやり方

あなたの視力低下には、ふだんの目と脳の使い方のクセが大きく影響しています。

前章では、そのために低下した視機能をチェックしていただきました。

この章では、それぞれの視機能をアップさせることによって、視力回復するためのトレーニングを紹介します。

今回はとくに、スマホやPCを多用する現代人の目と脳の使い方のクセに合わせた新しいトレーニングを考案しました（以下、トレーニング名のみ紹介します）。

**1　眼球コントロール力アップ⬇**（眼球運動の練習）デジタル遠近法、右向き左向きシフティング、上向きクロージング・オープニングなど

**2　輻輳開散（両眼視）力アップ⬇**（両目でバランスよく見る練習）片目で見るク

セをなおすストレッチ、立体視トレーニング、親指合わせ

**3 焦点調節力アップ⬇**（ピント合わせの練習）デジタル遠近法、遠近左右交互視、記憶力で視力回復トレーニング、黒丸法、イメージトレーニング

**4 瞬間視力アップ⬇**（一瞬で見る練習）左右遠近交互視、老眼視力回復&視野拡大法など

**5 周辺視力アップ⬇**（視野を広げる練習）スイング視野拡大、老眼視力回復&視野拡大法など

正しい目と脳の使い方を練習するため、それぞれ組み合わせて、自分にぴったりな視力回復プログラムをつくってください。

次に紹介するのは、よく見られるタイプ別のプログラムの組み方です。あくまで一つの参考例としてご活用ください。

**タイプ1** 眼球コントロール力と輻輳開散力が低下している人

このタイプの特徴は、〝目が動かないこと〟です。

その理由としては、
①ふだんスポーツをすることがない＝スポーツは目の動きを伴う
②メガネでものを見ている＝メガネの枠の中でしか目を動かさない
③人とのコミュニケーションが苦手＝人と話すときには、目を使って表現することが多い

などがあげられます。

**☆対象トレーニング**

自由遠近法、右向き左向きシフティング、立体視トレーニング、親指合わせ

## タイプ2　輻輳開散力と焦点調節力が低下している人

このタイプの特徴は、〝デジタル画面を長時間見ていること〟です。

その理由としては、
①デジタル画面を長時間見ている＝一点凝視の目の使い方をしている
②同じ距離でピントを合わせ続けている＝同じ焦点調節をし続けている
③同じ距離で寄せ目し続けている

などがあげられます。

毛様体筋と外眼筋が長時間同じ作業を強いられるので焦点調節力も輻輳力もフリーズしてしまいます。

**☆対象トレーニング**

デジタル遠近法、遠近左右交互視、記憶力で視力回復トレーニング

## タイプ3　焦点調節力と瞬間視力が低下している人

このタイプの特徴は、〝もの覚えが悪く、もの忘れが激しいこと〟です。

その理由としては、

①見ているようで見ていない＝ピントが合っていないので本人は見ているようでも目は見ていないのでものが覚えられない

②目でハッキリ見ていないので情報が脳に伝わっていない＝脳が認識できない

③脳から記憶が取り出せない＝記憶が再生できないので、もの忘れが激しいと感じる

などがあげられます。

老眼や遠視の方は、記憶することが苦手になります。もの覚えが悪く、もの忘れが激しいという表現は、記憶力が使えていないということです。

**☆対象トレーニング**

遠近左右交互視、老眼視力回復&視野拡大法、片目で見るクセを直すストレッチ、記憶力で視力回復トレーニング、黒丸法

## タイプ3　瞬間視力と周辺視力が低下している人

このタイプの特徴は、〝片目でものを見ていること〟です。

その理由としては、

①左右の視力に差がある＝片目で見ているので見る力が半分で脳の力も半分になっている

②長時間座って姿勢が悪い

③至近距離で長時間ものを見ている＝緊張感を伴う見方をして視野が狭くなっている

などがあげられます。

「近視眼的な見方」「近視眼的な視点」という言葉があるように、近視の人は、視野も狭くなっています。

**☆対象トレーニング**

スイング視野拡大、上向きクロージング・オープニング、イメージトレーニング

ただし、すべてのトレーニングをやる必要はありません。**大切なのは、「繰り返すこと」「続けること」です。**

たとえば、すべての視機能が低下していた人が、該当するすべてのトレーニングをやろうとしても、できません。

**おすすめは、5つだけにトレーニングを絞って、それを朝晩2回おこなうことです。**

どのトレーニングも1分前後でできるものばかりですので、朝5分と夜5分で1日10分。これを**まずは1週間続けてみてください。**効果を実感できるはずです。

1週間に1度、第1章のチェックをやったり、視力表（25ページ）や近見視力表（口絵）で視力を測定して、成果を実感してみてください。

また、よく「老眼と近視や乱視や弱視、遠視では、トレーニングが違うのでは？」

という質問を受けます。

たしかに、目の症状は違うのですが、みなさん同じトレーニングで回復していきます。正しい目と脳の使い方というのは、近視であれ、乱視や弱視、遠視であれ、同じだからです。

入り口は違っても、たどりつくところは同じなのです。

メガネやコンタクトレンズがなければトレーニングできない人（裸眼視力0・5以下）は、着用したままおこないます。なくてもトレーニングできるようになったら、外しておこないます（一般のメガネやコンタクトレンズは、両眼視のバランスが考慮されていないからです）。

痛みを感じたり、気分が悪くなったりしたら、中止してください。

続けるコツ、うまくいくコツは、**〝スキマ時間〟を利用すること**です。

通勤や通学時間、仕事の合間の休憩時間、コーヒータイム、お風呂タイムなど、スキマ時間を見つけてやってみると、負担になりません。今まで何となくムダに過ごしていた時間で視力がよくなるのです。しかも、脳が若返るというおまけつき。

ムダを充実感に変える魔法がスキマ時間の活用です。

私も毎日「目の体操」をエアロバイクを漕ぎながらやるので、やらなければならないという義務感は一切ありません。〝あれっ！ もう終わってる〟です。

眼トレで視力回復

## 鉄のようにこり固まった眼筋をストレッチする

デジタル画面を一日中ジッと凝視すると、眼筋は鉄のように硬くなり元に戻らなくなります。

硬くなった眼筋が血管や神経を締め上げ、目に血液が行かなくなり、栄養・酸素補給が途絶えます。

近視の合併症を併発し、若くして目が見えなくなります。この状態を改善します。

## 毛様体筋

外眼筋に比べ容量が絶対的に少ない毛様体筋が目の酷使で疲労困憊《こんぱい》しています。毛様体筋の硬結《こうけつ》を取り除かなければ、近視は急速に強度化します。

## デジタル遠近法

**平面ばかり見ている目に立体感を思い出させ、鉄のように硬くなった毛様体筋を少しずつほぐす**

➡焦点調節力アップ

目に悪いといわれるスマホを視力回復に役立てるユニークなトレーニングです。

スマホ（タブレット）の文字を大きくピンチアウト（画面を拡大）し、目の前10cmから40cmまで、徐々に遠ざけたり近づけたりします（10回）。

このとき、呼吸を使うのがポイントです。ゆっくり息を吐きながらスマホを遠ざけて見ていき、息を吸いながらスマホを近づけて見ていきます。

次に、文字を少しずつピンチイン（画面を縮小）して小さくしておこないます。

## デジタル遠近法

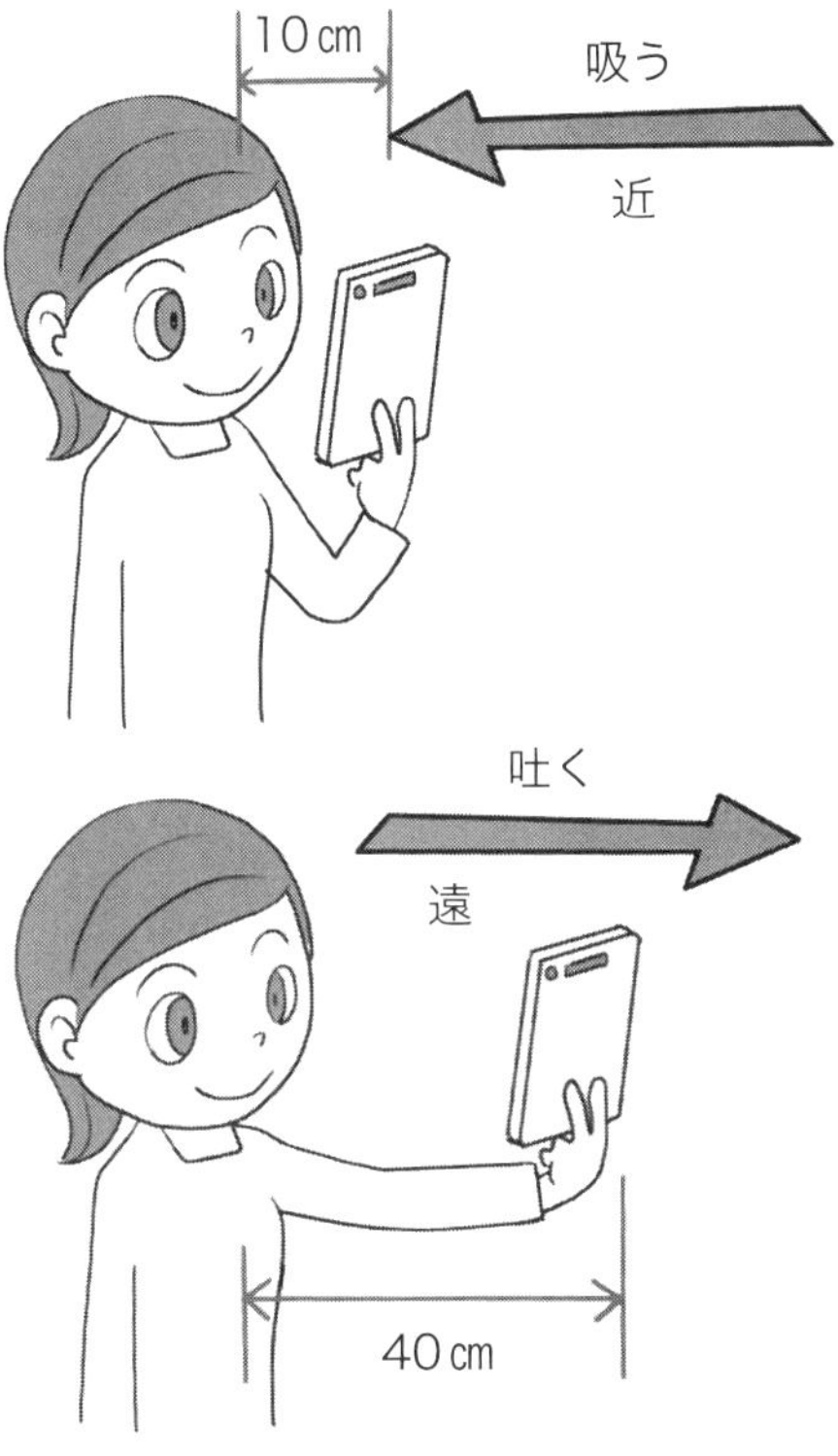


文字のサイズをはじめは大きく、少しずつ小さくする

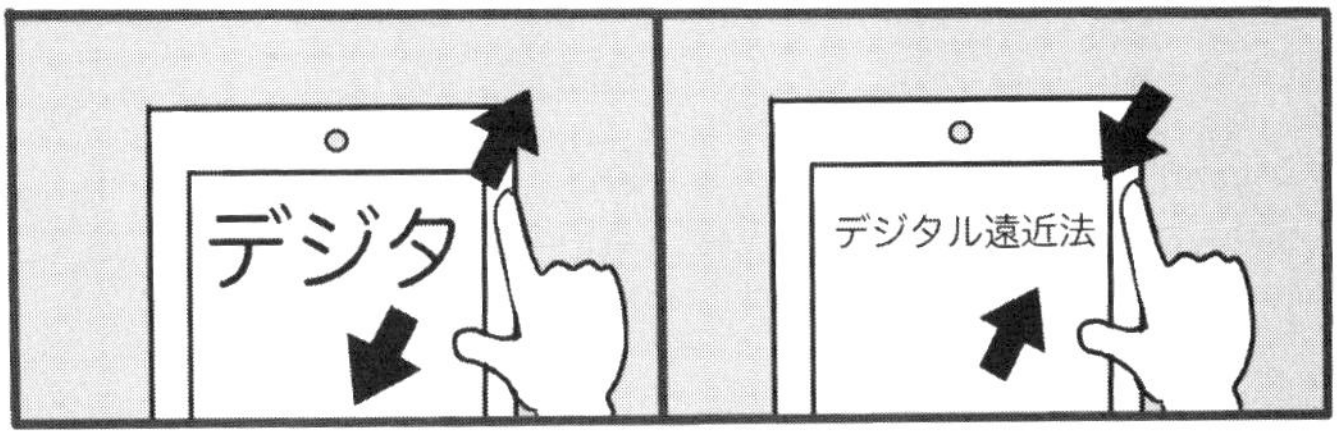

**〈目的〉**

・距離を利用して毛様体筋をストレッチする

・だんだん小さな文字に慣れ、徐々に見えるようになると、老眼も回復する

自律神経と呼吸は密接に関係しています。息を吐くときには副交感神経が優位になってリラックスしますし、息を吸うときには交感神経が優位になって緊張します。

筋肉も息を吐くときに弛緩し、息を吸うときに緊張します。

**自律神経も眼筋も呼吸に連動している**のです。

一般に、近くを見続けることは緊張を伴う作業ですので、交感神経優位の状態になります。

このトレーニングで、息を吐きながらスマホを遠ざければ副交感神経が優位になり、リラックスすると同時に眼筋もリラックスします。

反対に、息を吸いながらスマホを近づければ交感神経が優位になり、緊張すると同時に眼筋も収縮します。

**近くを見るときの目の使い方の強化になるのです。**

目のリラックスと強化のトレーニングです。

## 自由遠近法

**狭いデジタルの２次元画面を強制的に凝視させられている目を、広くて３次元の自然な景色に解き放して、おおらかな気持ちを取り戻す**

➡主に眼球コントロール力、ほかに周辺視野力アップ

休み時間に外に出ておこないます。

空に目を向けながら、雲・山・川・木……にピントを合わせたまま視点を移動します。

はっきりピントを合わせながら、なめらかな眼球運動をしてください。

**〈目的〉**

・目の運動不足解消

・目と脳のリラクゼーション

近視も老眼も眼筋が硬くなり、頭も固くなっています。緊張をほぐし、リラックスさせる必要があります。

緊張は、至近距離でデジタル機器の平面画面を見ることにより生じます。

3次元の自然の景色を見て気持ちを切り替え、目の運動不足で動かなくなった眼球を思いきり動かすことで、眼筋のコリが取り除かれ、目と脳がリラックスします。リラックスしたままピントを合わせて視点を移動させると、ふだんよりピントが合いやすくなります。

そのおかげで、周辺から入る周辺情報が明瞭性を増し、有効周辺視野（ハッキリ見える周辺視野）が広がります。

これが中心明視の力を高め、視力が回復することを手助けしてくれるのです。地方が活性化すれば、東京も元気になるようなものです。

# 自由遠近法

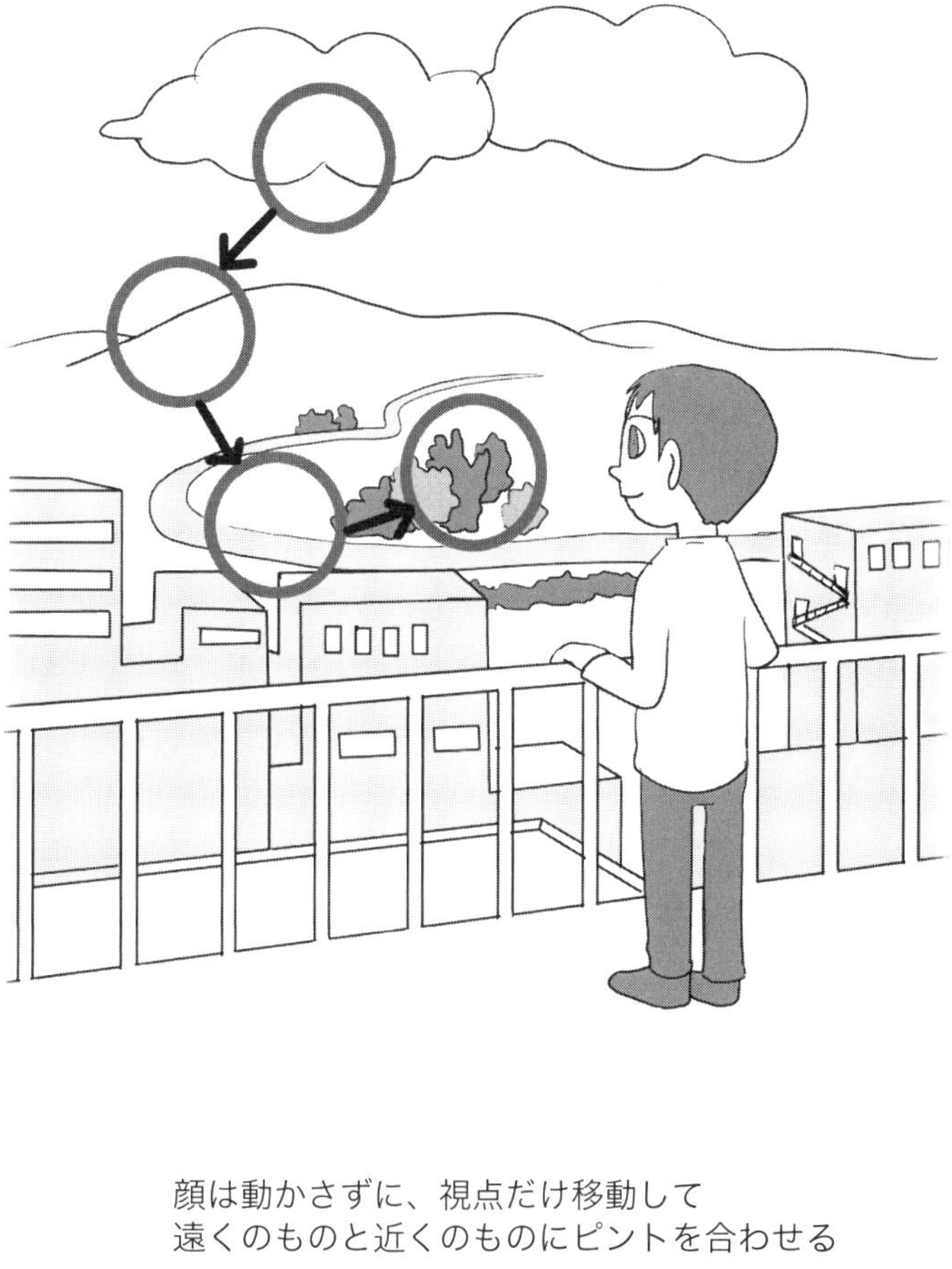

顔は動かさずに、視点だけ移動して
遠くのものと近くのものにピントを合わせる

# 遠近左右交互視

## 左右の視力差をなくすためにおこなう遠近法

⬇主に輻輳開散力、ほかに焦点調節力・周辺視野力アップ

遠くのカレンダー（数字が大きいものがよい）と近くの視力表を準備します。

まず、左目を閉じ、右目で遠くのカレンダーの一番上の指標にピントを合わせます（3秒）。次に、右目を閉じ、左目で近くの視力表の一番上の指標にピントを合わせます（3秒）。これを10往復繰り返します。

右目と左目を反対にして、10往復繰り返します。

これを徐々にカレンダーの下の指標へと移行していきます。

片目が閉じられない人は、自分の手のひらで片目を交互におおいながらおこなってください。


**〈目的〉**

・ふだん使用していない目が活性化し、左右の視力差がなくなる

# 遠近左右交互視

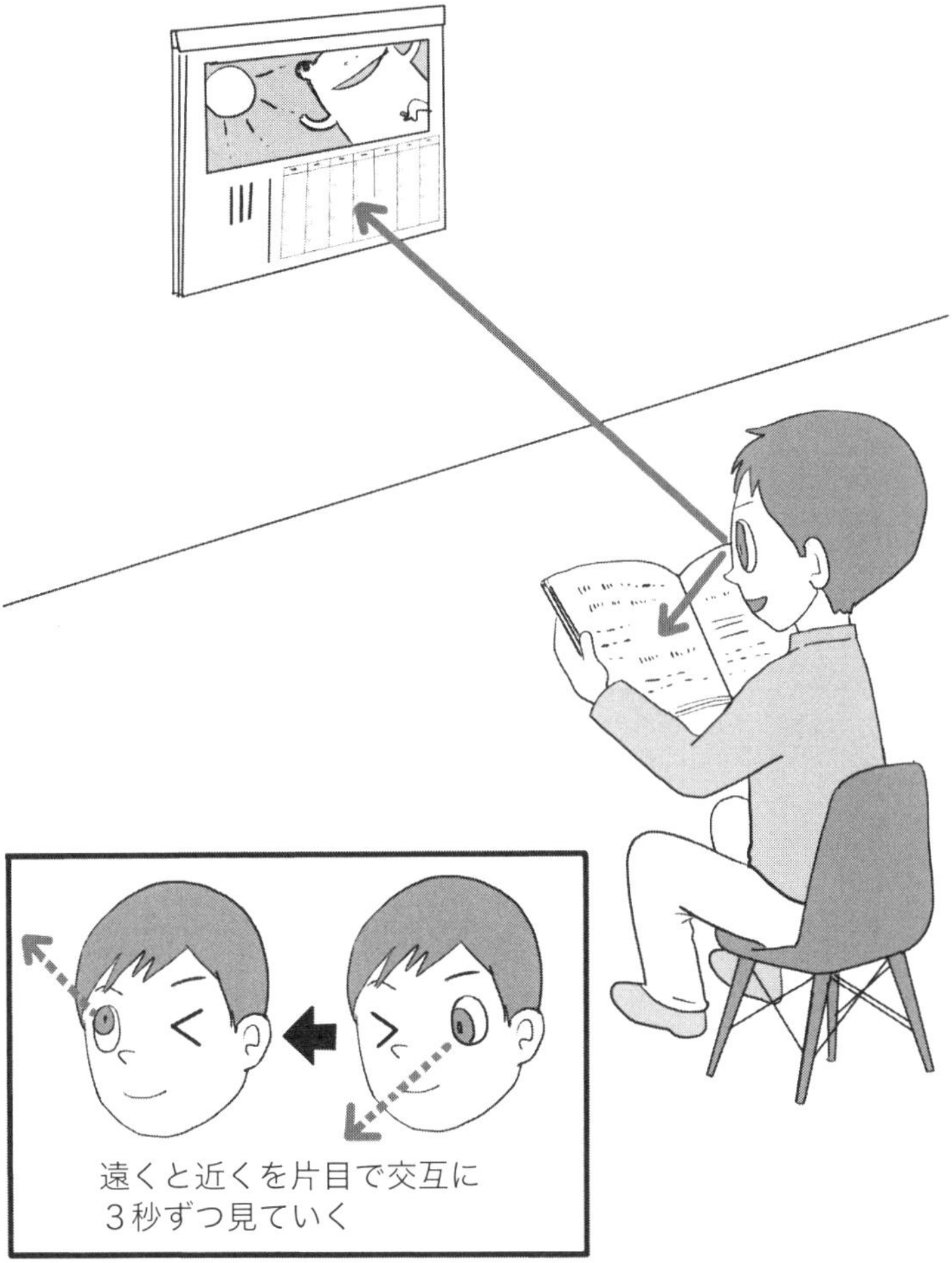
遠くと近くを片目で交互に
３秒ずつ見ていく

・焦点を合わせる力とともに、焦点を維持する力を強化する

40歳を超えるころから、遠くの視力が弱い目は近くが見えますし、遠くの視力がよい目は近くが見えません。このアンバランスな視力を、遠近左右交互視することによりバランス回復させます。

その他、このトレーニングは、焦点調節力や瞬間視力までもアップさせてくれます。長時間ものを見続け仕事や勉強をするとき、素早くピントを合わせて記憶し、ピントを合わせ続けることで見た内容を理解します。二つの働きが協力して画面を見ているのです。焦点調節は、焦点調節（一瞬の焦点調節＝瞬間視）と焦点維持で構成されています。ピントを素早く合わせることと合わせたピントを維持することで構成されているのです。

したがって、3秒ピントを合わせるとき、できるだけ1秒以内でピントを合わせ（一瞬の焦点調節＝瞬間視）、残りの2秒は合わせたピントを維持します（焦点維持）。

焦点調節力や瞬間視力もアップします。

## 老眼視力回復&視野拡大法

**老眼視力を回復し、近くばかり見る生活で狭くなった視野を拡大する**

⬇主に周辺視野力、ほかに瞬間視力・焦点調整力アップ

近くの視力表と上下左右にピントを合わせる指標（カレンダー・時計・ボールペン・ペットボトルなど）を準備します。

まず、左目を閉じ、右目で手前30㎝に置いた近くの視力表の一番上の指標にピントを合わせます（3秒）。

次に、右目を閉じ、左目で30㎝右に置いた指標にピントを合わせます（3秒）。

次に、左目を閉じ、右目で30㎝左に置いた指標にピントを合わせます（3秒）。

これを10往復繰り返します。

右目と左目を反対にして、10往復繰り返します。

これを徐々に視力表の下の指標へと移行していきます。

左右に置いた指標を5㎝ずつ広げて、視野を拡大します。

慣れてきたら、指標を上下において上下の視野を拡大してください。

〈目的〉

・近くのものに瞬時にピントを合わせる練習

・左右、上下それぞれの視野を拡大する

40歳を超えるころから、視野が狭くなり、特に手元足元の視野がなくなってきます。手元にあるものをないと勘違いしたり、足元が見えなくてつまずいたり転げたりします。

視野が狭くなるということは、意識の幅（考える幅）が狭くなることです。したがって、中高年以降の会話が、病気のこと・年金のこと・孫の話に限られてくるのです。暗いことばかり考え、うつになる人もいるようです。

意識の拡大をしていくと、視野が広がり考える幅が広がり、生きる意欲が湧いてくるのです。

# 老眼視力回復＆視野拡大法

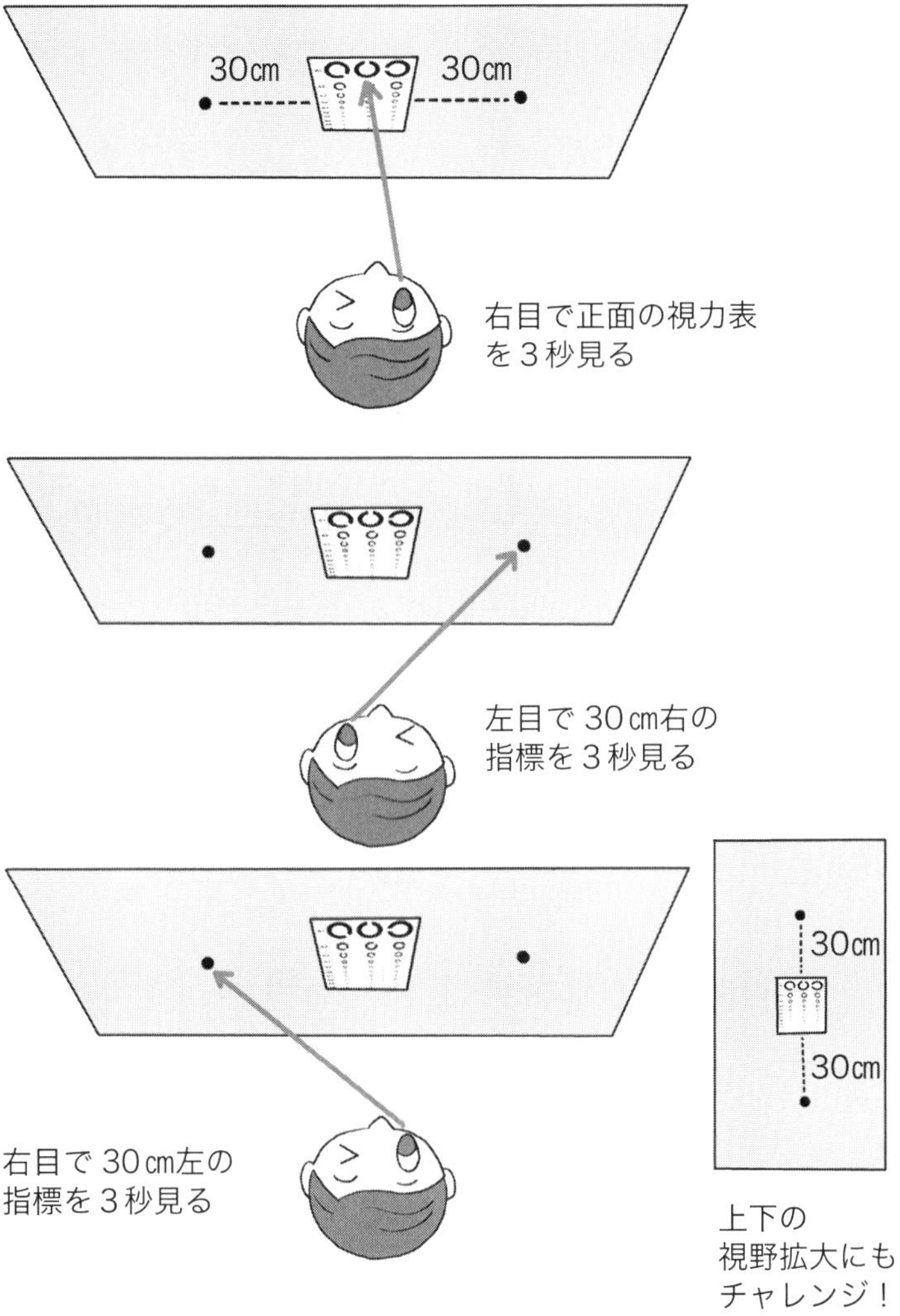

このトレーニングで上下左右の視野を広げることで意識の幅を広げ、今まで見えていなかったことに気づくようになります。

また、左右の視野を広げ左右の端から情報を入れることで、左右脳の使っていない部分を使えるようになります。脳が活性化されると同時に、今まで見えなかった人生の新たな景色が見えるようになります。

3秒ピントを合わせるとき、できる限り1秒以内でピントを合わせ（一瞬での焦点調節＝瞬間視）ます。瞬間視力もアップします。

## 外眼筋

人間の目はキョロキョロ見るようにできています。

一日中一点を凝視していると、目を動かさなくなり、眼筋が鉄のように硬くなります。

硬くなった筋肉が眼球を押しつぶして変形し、近視の合併症の原因にもなります。

キョロキョロ目を取り戻し、眼球の変形を防止・改善すると同時に、眼球を自分の力でマッサージします。

## スイング視野拡大

**目を動かさなくなり、かつ、小さな画面を見ることに慣れて、知らず知らずのうちに視野が狭くなっていることに気づかなくなっている。動きの中で元の視野を取り戻す。**

**➡周辺視野力アップ**

首を動かしながら見ることで、狭くなった視野を拡大し、目と脳の血流を取り戻すトレーニングです。

首をゆっくり上にスイングしながら、目は上の限界を見ます。これを5回繰り返します。

上・下・右・左の順番でおこない、それぞれ目はその方向の限界を見ます。

上下右左を1回とし、3回繰り返します。

小さなデジタル画面で極端に狭くなった視野を拡大します。

**〈目的〉**

・ラクに情報が目に入るようにする

・一日中前かがみ姿勢で目と脳に血液が行きづらくなっている状態を改善する

前かがみ姿勢で、視野が狭くなっていることを気づく実験をしてみましょう。

まず、首を傾け、自分のへそを見るくらい前傾します。視野が下部に限られて、とても狭くなっていることが感じられます。

次に、上を向いて天井を見るようにします。視野がとても広がっていることが感じられます。姿勢を戻すことで、簡単に視野は広がります。

大切なことは、姿勢のクセは戻りやすいので、気づいたらすぐこのトレーニングをして姿勢を元に戻すことです。

次に、首の大切さを述べます。

首には脳に血液を運ぶ椎骨《ついこつ》動脈・内頸《ないけい》動脈・外頸《がいけい》動脈が通っています。

前かがみ姿勢で首に負担をかけてものを長時間見ていると、脳と目に血液が行かなくなります。

もともと目と脳は血液を多量に消費するので、血液不足になります。

血液不足でものを見て考えていては、腹が減った状態で全力で走るようなもので

# スウィング視野拡大

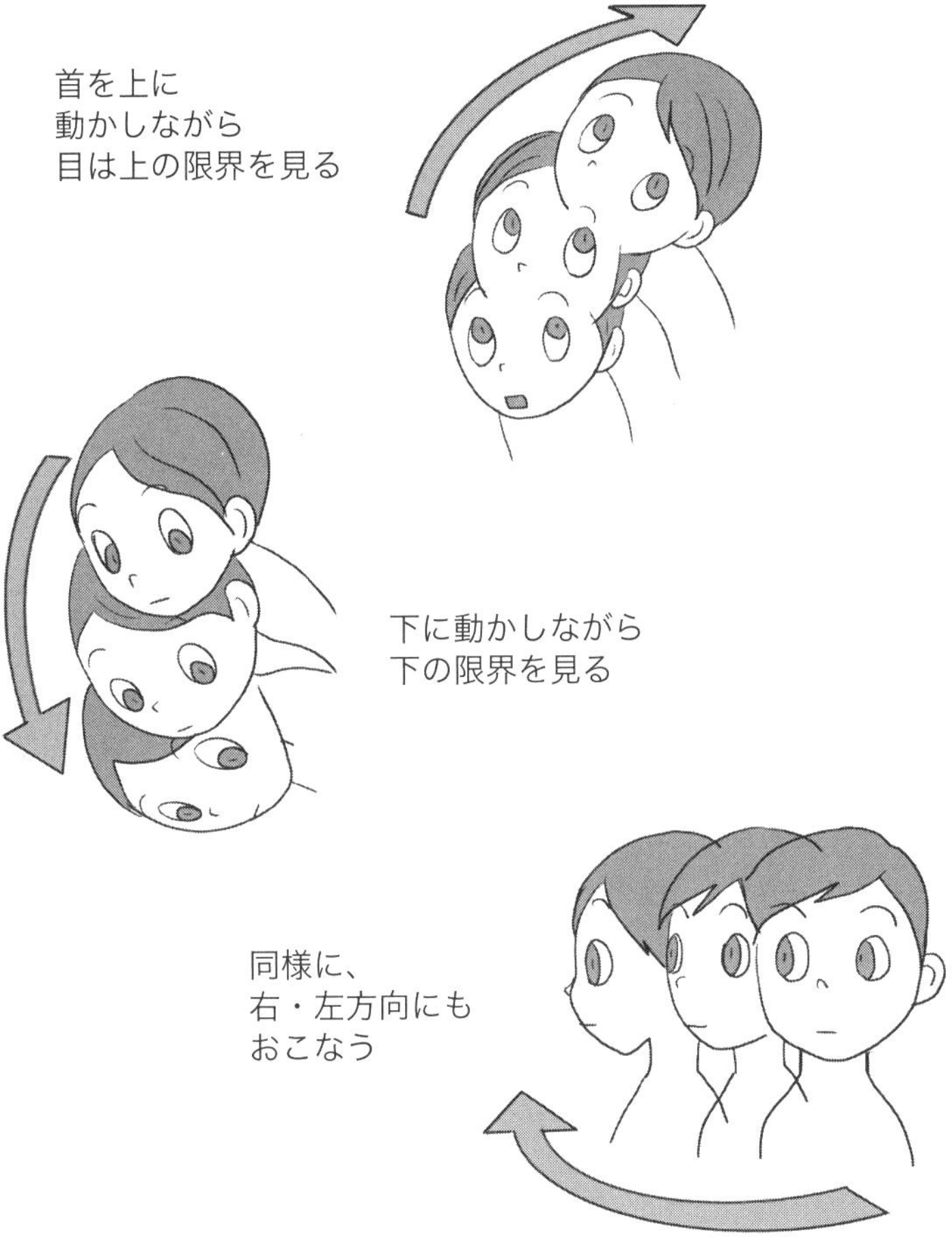
首を上に
動かしながら
目は上の限界を見る
下に動かしながら
下の限界を見る
同様に、
右・左方向にも
おこなう

すから、途中でバテてしまいます。やる気がなくなります。

一説によりますと、首を曲げてものを見ていると、首から上の脳に行く血液が25％に低下するそうです。このトレーニングで、首をまっすぐに戻し、脳と目への血液供給を元通りにしましょう。

## 右向き左向きシフティング

### 左右の視力差をなくすトレーニング

➡眼球コントロール力・輻輳開散力・周辺視野力アップ

顔を右に向け、正面で人差し指を目の前30cmに置き、上下50cm幅で動かし、目で追いかけます（往復10回）。

これを左右でもおこないます（往復10回）。

次に、顔を左に向け、上下（往復10回）左右（往復10回）でおこないます。


**〈目的〉**
・左右の視力差を整え、両目・両脳のバランスをよくする

# 右向き左向きシフティング

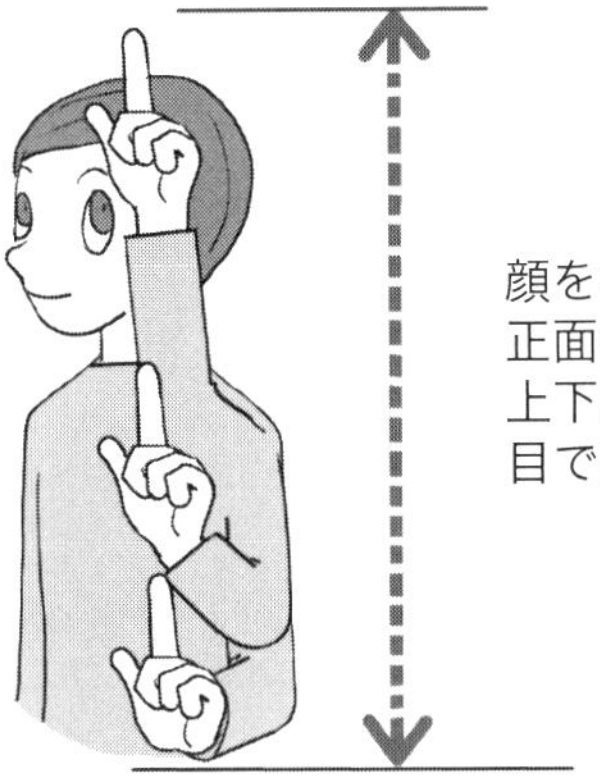

顔を右に向け、
正面の指先を
上下に動かし、
目で追いかける

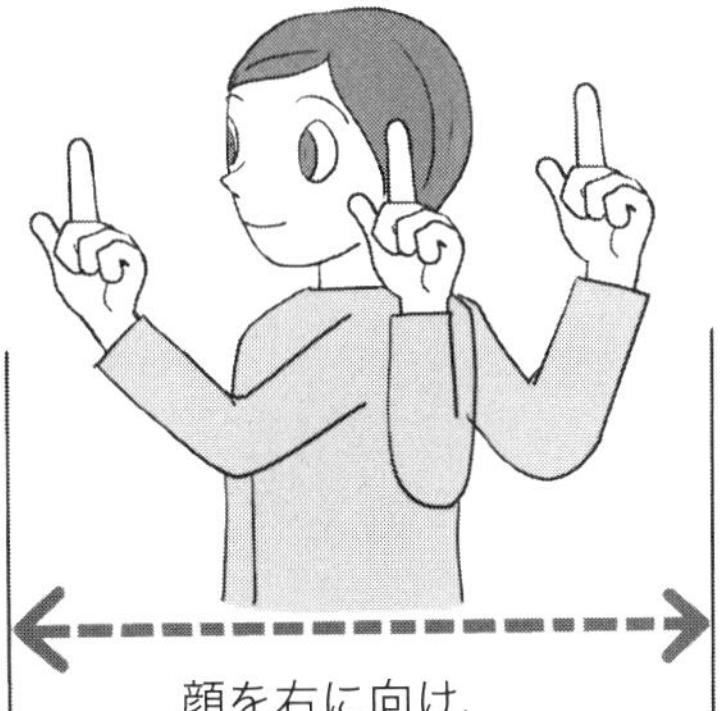

顔を右に向け、
正面の指先を
左右に動かし、
目で追いかける

顔を
左に向けて
同様に

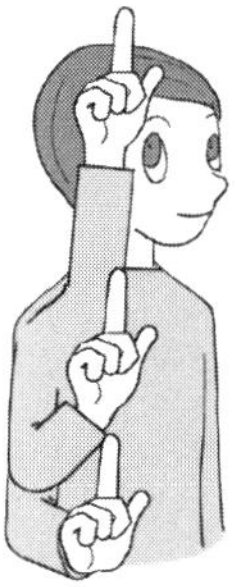

眼球を思い通りにコントロールするには、眼筋の筋力アップを図る必要があります。そのとき、眼筋に負荷をかけると筋力がアップします。

顔の正面でシフティング（視点移動）すると、負荷がかからないので簡単にできます。

ところが、顔を右や左に向けることで片目が寄り目になり、片目が離し目になります。

負荷がかかり、輻輳開散力が鍛えられると同時に、目をシフトさせる外眼筋に負荷がかかります。

すると、眼球コントロール力が強化されます。目の動きにも負荷がかかり、動体視力の強化にもなります。

結果、上下の視野はもちろん、左右でシフティングさせるときの離し目の強化で左右の視野まで広がるのです。

## 上向きクロージング・オープニング

**眼球の伸びを止め、眼筋及び眼球のマッサージをする**

➡主に眼球コントロール力・ほかに周辺視野力アップ

上を向いたまま、目を閉じます（10秒）。目を開いて上を見ます（10秒）。
これを、上を向いたまま、下・右・左でもおこないます。
上下右左で1回とし、3回繰り返します。
近視の最大の弊害である眼球の伸びを止め、できるだけ元に戻します。

**〈目的〉**

・眼球のマッサージになり、血流障害に陥っている目に栄養と酸素を届ける
・鉄板のように硬くなった眼筋をほぐし、眼球の伸びを促進する眼筋の硬結を解消する

眼球の伸びを止めることが近視対策の最大の課題です。

これを放置すると、近視がどんどん進むと同時に、近視の合併症に直結するからです。

眼球は水風船と同じと私は考えています。

前かがみ姿勢でどんどん眼軸は前に伸びていきます。

したがって、上を向いてトレーニングすることで前に伸びかかった眼球の動きを止めてできる限り元に戻します。

次に、前かがみ姿勢で眼球を支えている外眼筋が持続的に緊張し固まっているので、外眼筋のストレッチをして動かなくなった外眼筋の眼球コントロール力を取り戻します。

前述したように、上向きでトレーニングすることで、下向きで狭くなった視野も拡大します。

# 上向きクロージング・オープニング

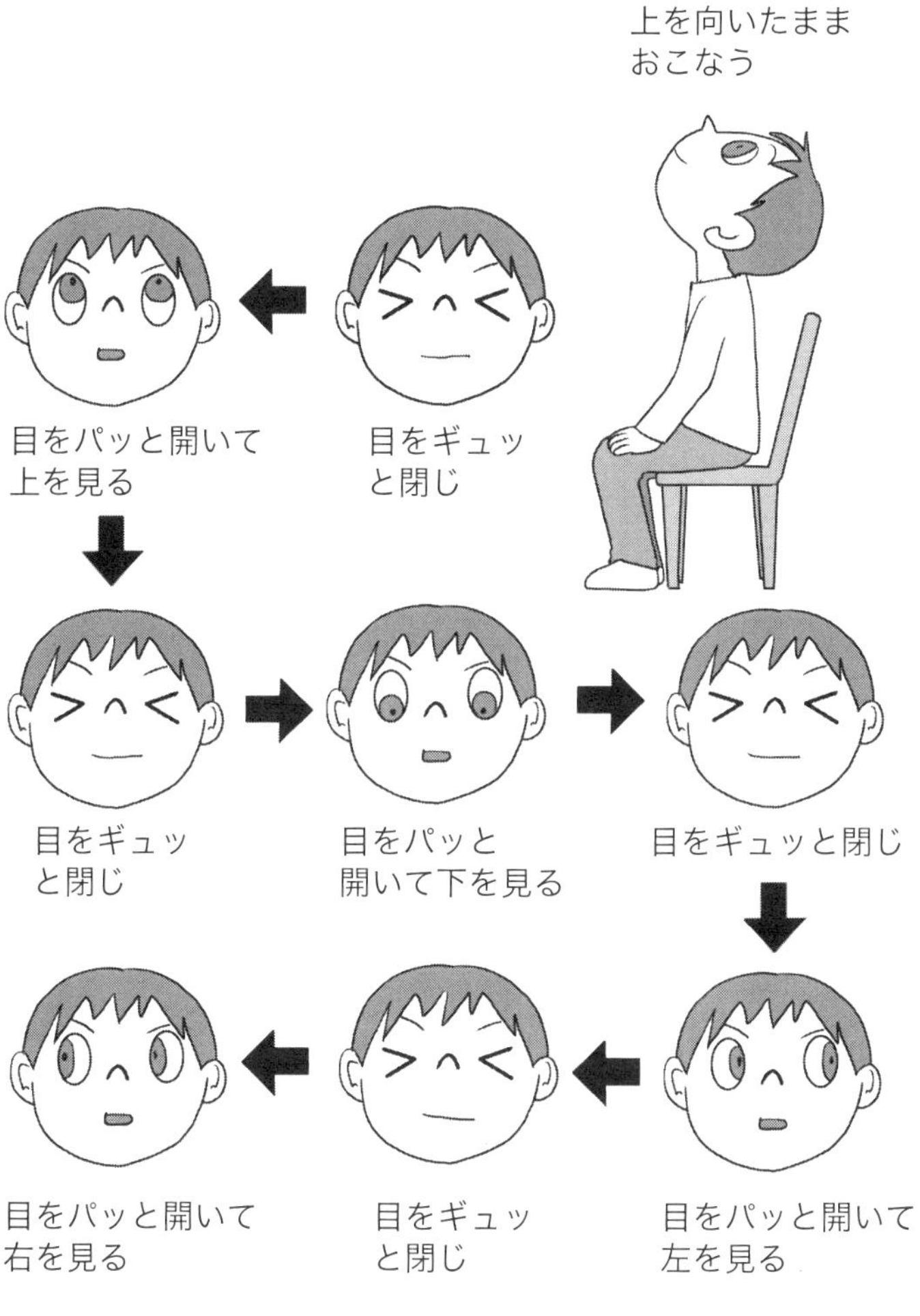

## 両目のバランスを回復して眼と脳の連携を高める

眼トレで視力回復

デジタル機器は、画面が小さいことや至近距離で使うことで誰でも片目で見るクセができます。両目の視力に差が出てきます。

目の疲れ・頭痛・肩こり・めまい・吐き気の原因になります。

また、片目で見る人は、目で見たものを脳で一つにまとめ、記憶することや考えをまとめることができません。そして、片目で見るクセは、片脳でしかものを考えることができません。〝人の言うことを聞かないで自分の考えで突っ走る偏った人〟を生み出します。

人とのコミュニケーションができません。この状態を改善します。

## 同時視

右目と左目が同じところを見ていないとピントが合いません。
片方の目でものを見ると左右の視力に差が出ます。目と脳と体のバランスが崩れます。

### 片目で見るクセを直すストレッチ

**左右の視力差をなくし、視力を回復する**

➡主に焦点調節力・輻輳開散力、ほかに瞬間視力アップ

カレンダーの字がハッキリ見えるところに立ちます。
それを、①右目（5秒）左目（5秒）両目（5秒）で見ます。
次に、②左目（5秒）右目（5秒）両目（5秒）で見ます。
これを10回繰り返します。
①のほうが②よりやりやすい人は、右目優位で見ています。
その場合は、②を多めにトレーニングしてください。

②のほうが①よりやりやすい人は、左目優位で見ています。
その場合は、①を多めにトレーニングしてください。

〈目的〉
・左右の視力の差を縮め、目の疲れ・頭痛・肩こり・めまいがなくなる
・考える力が倍増し、成績や成果が倍増するトレーニング

目と脳の関係では、1＋1＝2ではなく、1＋1＝1なのです。

右目で見たものと左目で見たものが脳で2つに見えては不便です。1つに見えるからこそ生活ができるのです。

考え方に関しても同じことが言えます。

右目の右側と左目の左側から入った情報は右脳に伝達されます。

左目の左側と右目の左側から入った情報は左脳に伝達されます。

この2つの情報を脳で一つにして考えをまとめるのです。

このとき、視力差があって左右脳に入る情報のアンバランスが生じると、脳で考

# 片目で見るクセを直すストレッチ

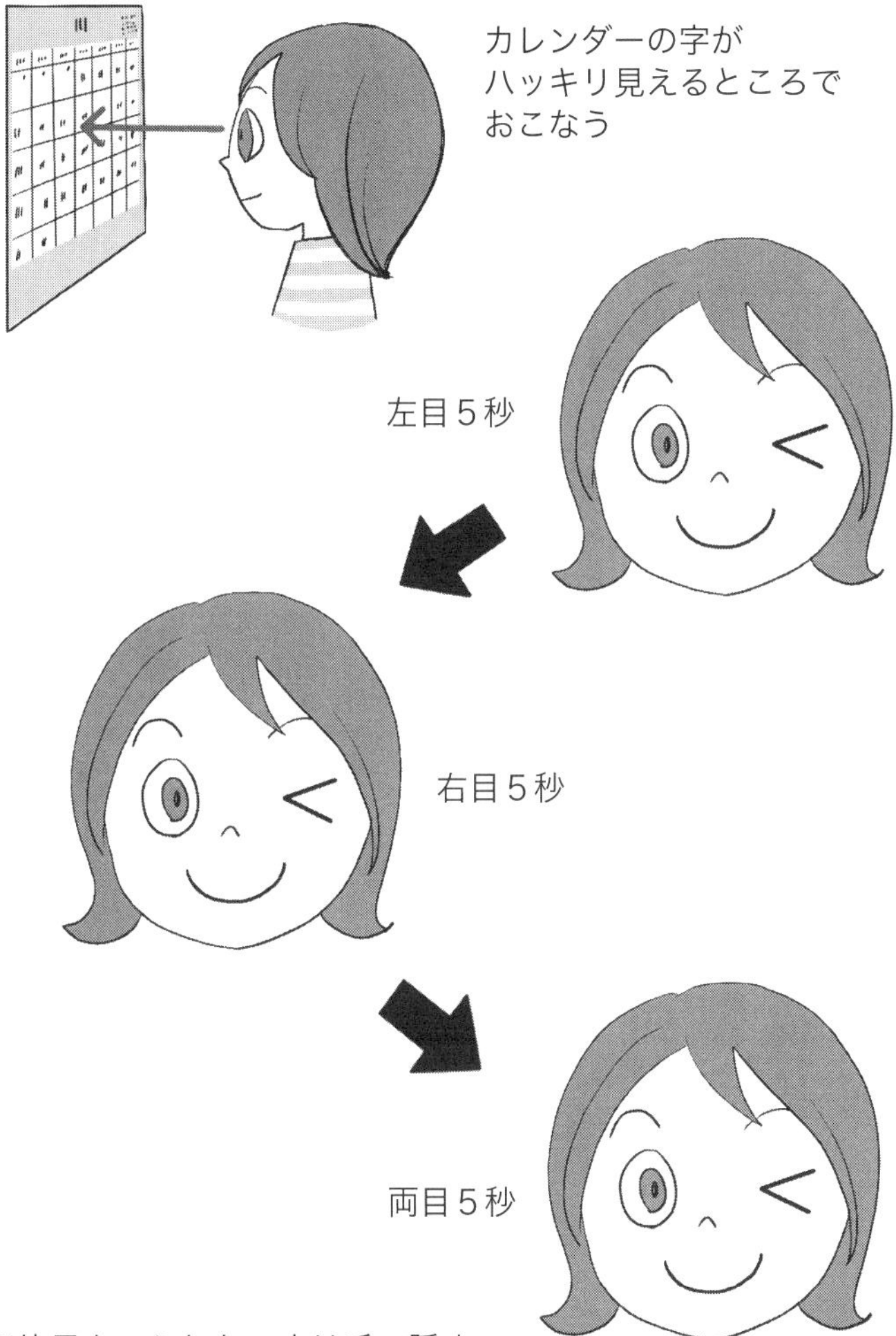
カレンダーの字が
ハッキリ見えるところで
おこなう
左目５秒
右目５秒
両目５秒

※片目をつぶれない人は手で隠す

えをまとめることができなくなり、考える力が発揮できません。

両眼視を改善することで、考える力をアップします。

このトレーニングは前に書いた「遠近左右交互視」と視力差をなくすることは似ています。

違いは、「遠近左右交互視」が視力差をなくすことに注力しているのに対し、このトレーニングは、視力差をなくして両目で視力を回復させることにも注力している点です。

## 立体視トレーニング

**右目から見たものと左目から見たものを左右脳でバランスよく一つにまとめることができるようになる**

**⬇主に輻輳開散力、ほかに眼球コントロール力・周辺視力アップ**

口絵の緑の輪と赤の輪がいくつか並んでいる画像を使います。

前に紹介した立体視のやり方をおさらいしましょう。

# 立体視トレーニング

## 交差法

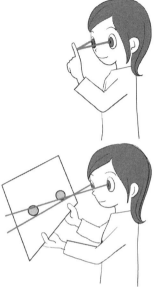

指先を見つめて
寄り目に

指を外して
寄り目のまま
画像を見る

## 平行法

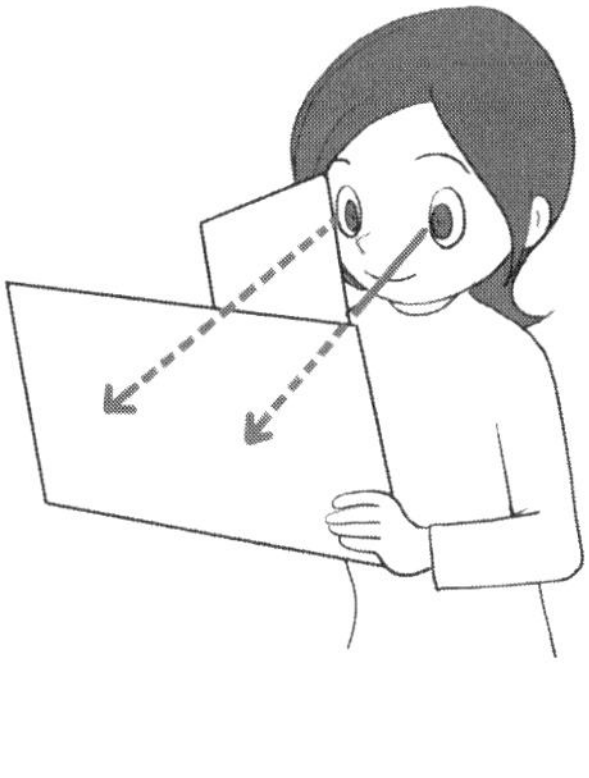

２枚の画像の真ん中
にハガキを置き、顔
を近づけて右目は右
画像、左目は左画像
を見る

まずは、「交差法」です。

一番上の緑の輪と赤の輪を目を寄せて一つにします（10秒維持します）。赤の色が強くなったり、緑の色が強くなったりしないで、色の配合バランスがよい状態になるようにします。

2番目の緑の輪と赤の輪を目を寄せて一つにします（10秒維持します）。

3番目の緑の輪と赤の輪を目を寄せて一つにします（10秒維持します）。

最後に3つの緑の輪と赤の輪を目を寄せて1つにします（10秒維持します）。

今度は同じことを、「平行法」でやってみましょう。

ハガキ等を目の前に置いて、右目で右の輪、左目で左の輪を見ておこないます。

**〈目的〉**

・輻輳力を高め、両眼視できるようになる

・記憶力をアップし、考える力をアップし、全脳をフル活用できるようになる

このトレーニングは初歩的な両眼視のトレーニングです。交差法でも平行法でも、赤と緑の輪が真ん中で混ざり合い、チラチラして見えます。赤と緑の比率ができるだけ同じになるようにします。

交差法で4つに見える人は、寄り目（輻輳）過剰です。寄り目を緩めましょう。

赤と緑を使うのは補色関係で、ハッキリ脳に移しこめるからです。

これで、両目で見たものを脳で一つにまとめて記憶する機能や、考えをまとめる機能がアップします。

## 親指合わせ

**右目から見たものと左目から見たものを脳の中で一つにまとめることができるようになる**

**➡主に輻輳開散力、ほかに眼球コントロール力・周辺視力アップ**

親指を10cm離して構えます。

目を寄せて2本の指を1本にします。この状態を10秒保ちます。

次に、12cm、14cm……とどんどん離していき、できれば、30cmくらいまで離してもできるようにします。

〈目的〉

・輻輳力を高め、両眼視できるようになる
・記憶力をアップし、考える力をアップし、全脳をフル活用できるようになる

このトレーニングは、前項の立体視トレーニングを一歩進めたものです。

立体視トレーニングで寄り目（輻輳）ができるようになった人が、寄り目（輻輳）の維持力をアップするためのものです。

寄り目ができなくなると、見ることが面倒くさくなり、物事をするのにすぐ飽きたり、あきらめたりする傾向が出ます。粘りが利かない状態です。

両目で見たものを脳で一つにし続け、記憶していきます。

そのとき、寄り目（輻輳）の維持力がなければ記憶力が途切れ、〝あれっ、さっきの何だっけ？〟となります。記憶維持ができなくなるのです。これを改善するトレーニングです。

# 親指合わせ

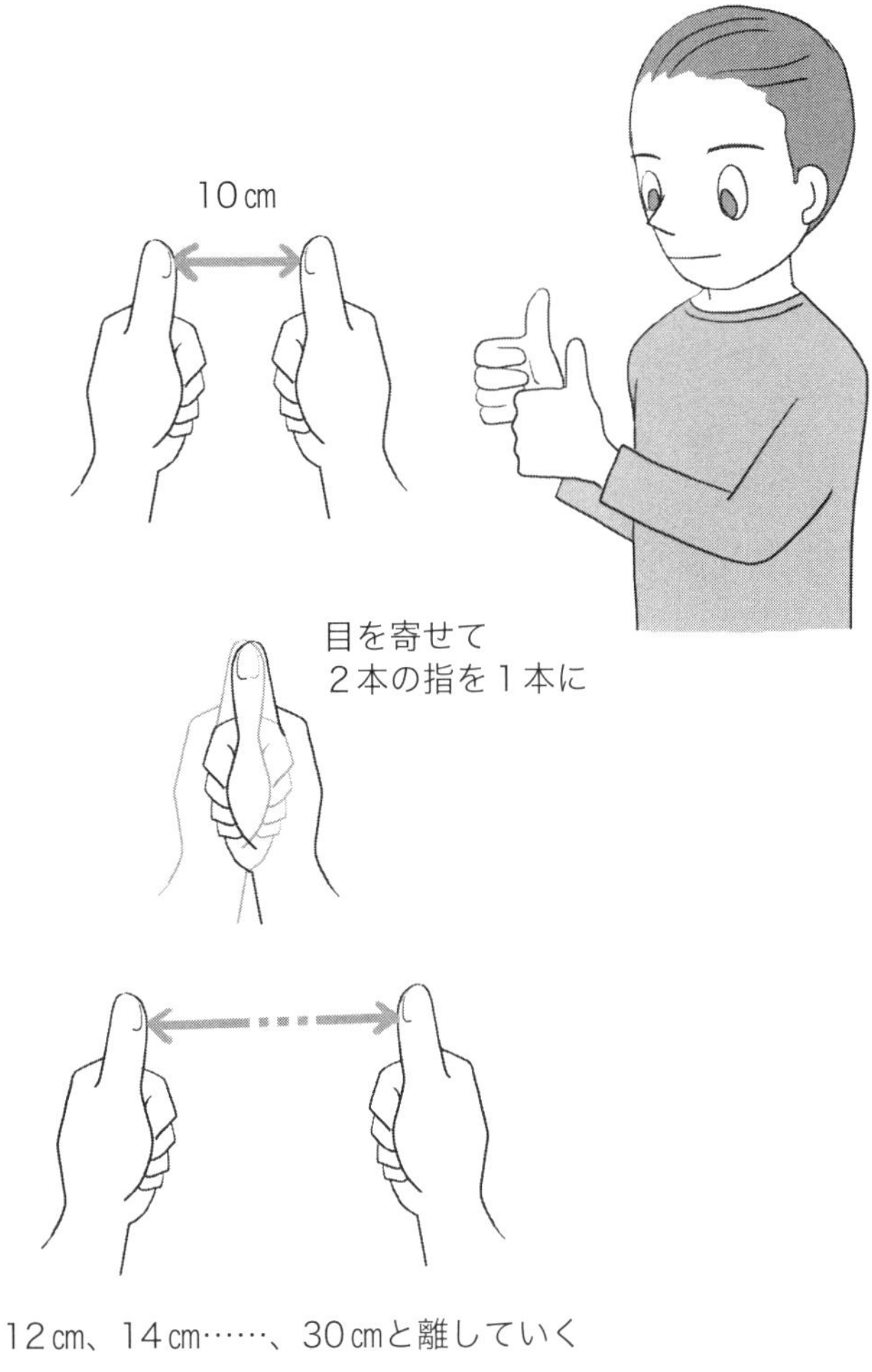

記憶力維持は、左右脳から入った情報を一つにまとめた結果としてできることです。全脳をフル活動させています。

脳トレで視力回復

# 記憶力で視力回復する

昔、視力がよいときにハッキリ見えた記憶は死ぬまで脳に記憶されています。この潜在視力を記憶力を使って引き出します。

## 記憶力で視力回復トレーニング

**脳トレは眼トレ。脳を鍛えることで視力が回復するトレーニング**

⬇主に焦点調節力アップ

視力が落ちると記憶力も落ちます。

その反対に、記憶力がアップすれば視力もアップします。ハッキリ見えることを記憶し、ハッキリ見える視力を回復します。

次の図を使います。

ぼんやりしか見えないA、ややハッキリ見えるA、ハッキリ見えるAを各々10秒ずつ見ます。

脳がハッキリ見えることを学習します。

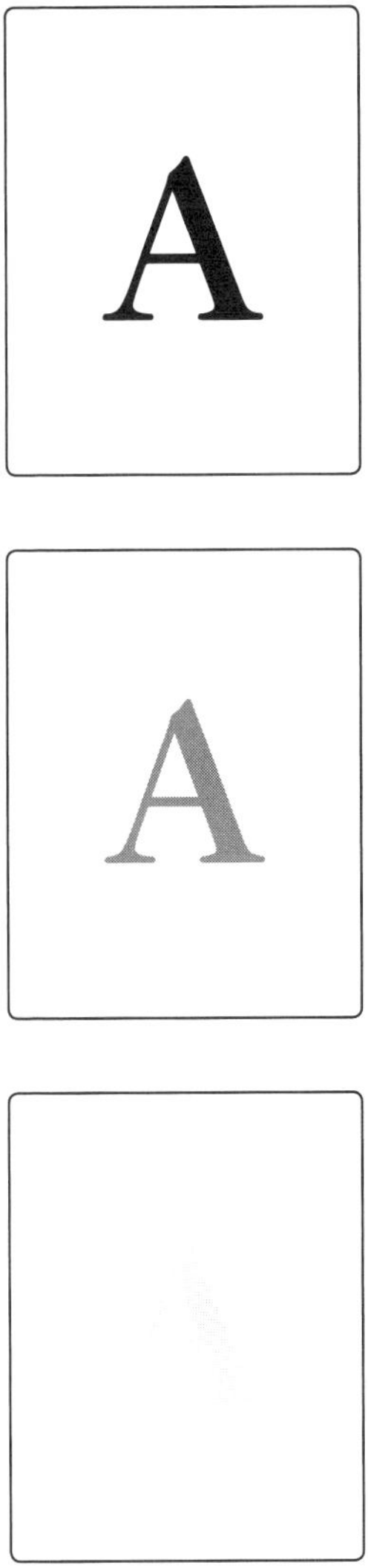


その後、今まで見えなかった視力表のところを見ると、少し見えはじめていることが自覚できます。

これを繰り返してください。徐々に、見えだします。

〈目的〉

・昔ハッキリ見えていたときの記憶力（潜在視力）が、落ちた視力を取り戻す

昔ハッキリ見えていたときの記憶としての視力が、貯金として脳に保存されています。

ハッキリ見えていたときの記憶が潜在意識の中に記憶されているのです。この記憶を引き出して使います。

視力が回復するプロセスは、「ぼんやりしか見えない」→「ややハッキリ見える」→「ハッキリ見える」の順番です。一気にハッキリ見えるようにはなりません。

脳の立場からすると、見ることは覚えること、すなわち記憶することです。ぼやけたものがハッキリ見えてくるプロセスを繰り返すことで、脳はハッキリ見えることを記憶します。

その状態で何かを見ると、ぼやけたものが、だんだんハッキリ見えるようになります。このとき、過去の視力がヘルプしてくれているのです。

## 記憶力で視力回復トレーニング

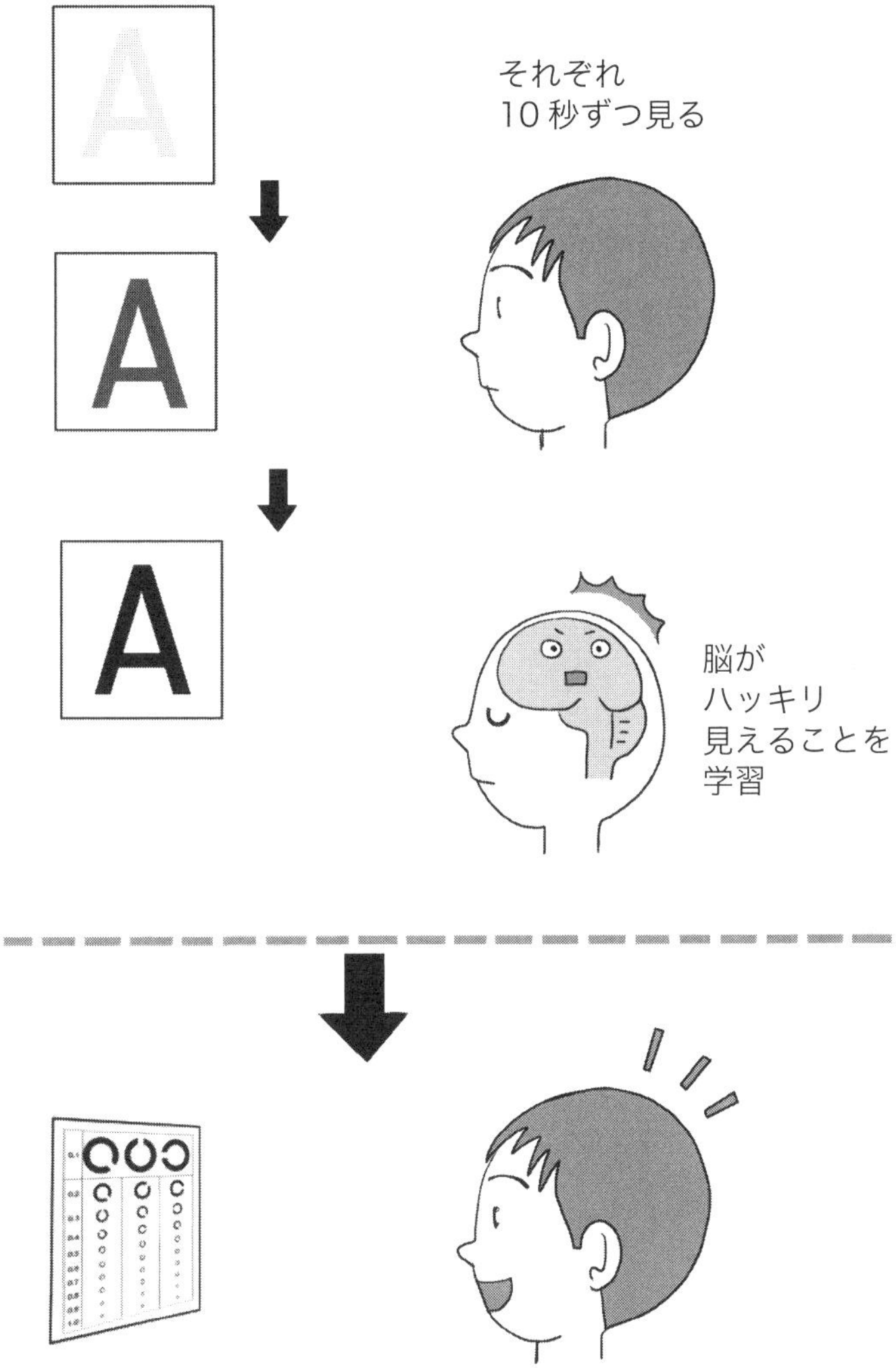

脳トレで視力回復

# 集中力で視力回復する

感覚を変えると見え方が変わります。

感覚を変えたあと、「見える」と考えてものを見ると、ハッキリ大きくものが見え、視力が回復します。

## 黒丸法

**集中力を使って視力を回復するトレーニング**

➡主に焦点調節力アップ

集中すると感覚が変化します。
●をジッと集中して見ると、まわりが輝いているように見えます。
この集中状態を使って視力を回復します。

次の図の黒丸を30㎝のところにセットし、じっと見つめます。

見ているうちに、まわりが輝いているように見えます。

感覚が変化した変性意識状態です。

この状態で考えたことは、その通りに体に変化をもたらします。

「見える！」と考えて視力表を見ると、1～5段階くらい見えるようになっているでしょう。


**〈目的〉**

・脳から視力が回復できることがわかる
・集中すると、感覚（視覚）が変わることがわかる

昔、子どものころに遊びに夢中になり時間を忘れ、親に怒られた経験が誰にもあると思います。

夢中（集中）になると、時間を忘れる（感覚が変わる）のです。

これでわかるように、集中すると感覚が変わります。視覚（視力）も感覚ですから、集中すると変化するのです。

集中力は視力を変えるいい手段なのです。

じっと黒丸を見ていると、集中状態になり、黒丸のまわりが輝いて見え始めます。そのとき、「見える」と考えると、ぼやけていたものが少しずつハッキリ見え始めるのです。

シュルツの自律訓練法という方法があります。

〝温かい〟と考えて集中すると両手両足が温かくなります。集中すると思い通りの感覚を生み出すことができるのです。

これと同じ方法で、ヨガの感覚統制（プラティヤハーラ）によるものです。

# 集中力を使って視力回復！

意識を集中して、黒丸をじっと見つめてください。
しばらくすると、黒丸の見え方に変化が生じるはずです。

脳トレで視力回復

# 想像力で視力回復する

## イメージトレーニング

**視力が回復している姿を脳にイメージすることで視力回復の効果を上げる**

➡眼球コントロール力・輻輳開散力・焦点調節力・瞬間視力・周辺視力すべてアップ

スポーツトレーニングではイメージトレーニングは今や常識。
上手に競技できた姿をハッキリ脳にイメージして成果を上げます。
視力回復トレーニングも同じことです。
視力が回復してハッキリ見える姿を脳にイメージします。

# イメージトレーニング

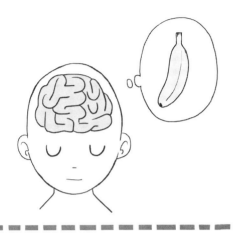

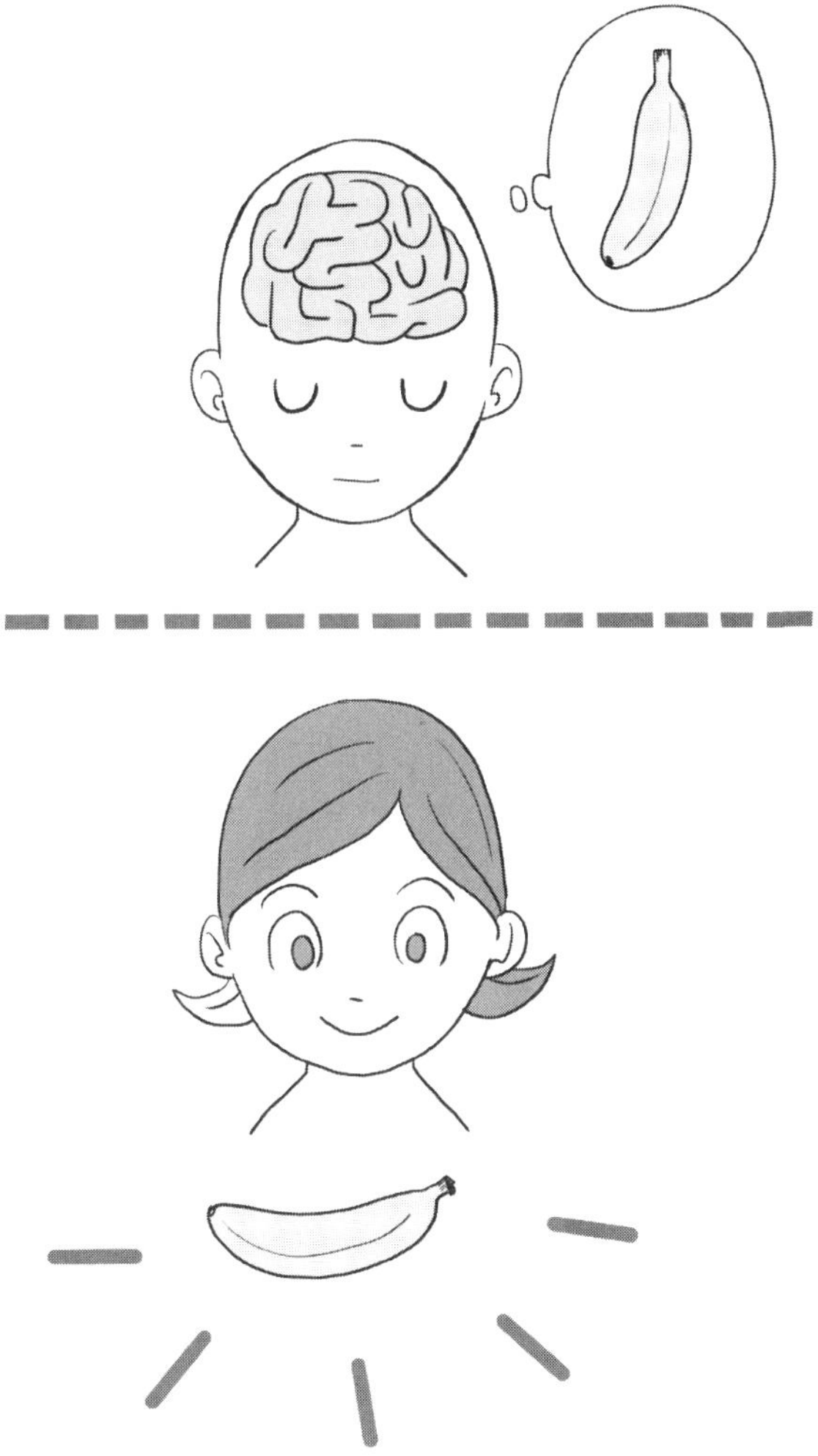

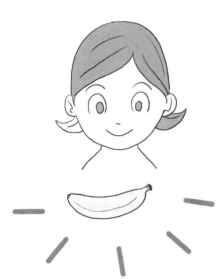

視力が回復して、ものがハッキリ
見える姿を脳にイメージする

目を閉じて、視力が回復してハッキリ見える姿を脳にイメージします。

次に、目を開けて何か見ている状態でも、視力が回復してハッキリ見える脳のイメージ（視力が回復したときの感じ）が消えないようにします。

イメージしづらい人は、バナナなどイメージしやすいものからはじめて、徐々にできるようにします。


**〈目的〉**

・視力が回復してハッキリ見える姿を脳にイメージして潜在視力を引き出す

脳の研究の分野では、実際に見たものと想像力で観たものは脳の機能に与える影響は同じであることがわかっています。

すなわち、目で見ておいしいと感じて食べたいと思ったバナナも、想像力の中で観ておいしいと感じて食べたいと思ったバナナも、脳が感じる〝食べる意欲〟には同じインパクトを与えているということです。

視力回復にも応用できます。

視力回復で一番大切なことは、〝見る意欲〟です。

よくなりたいという意欲があれば、必ず視力は回復します。想像力が乏しいと、すぐあきらめるので回復が難しくなります。

これは、スポーツの分野ではすでに市民権を得ており、フィギュアの羽生結弦選手などが有名です。

私が経験した例では、プロ野球選手で本番に強くなった選手、プロボクサーでチャンピオンを倒した例、カーレーサーで優勝した例などがあります。

第3章

# 困った眼の症状を根本から解決するヒント

近視、スマホ老眼、急性内斜視、緑内障、白内障、網膜剥離…

# 世界中で急増！「近視」も老化現象

**近視は目の老化現象であり、情報化社会の「生活習慣病」です。**

実は、多くの方がご存じない驚愕《きょうがく》の事実が、**近視が失明につながる**ということです。**生活習慣病で、死に至るガンや脳血管疾患などと同じように、強度近視から失明するのです。**

２０１５年、世界的に有名な科学雑誌「Nature《ネイチャー》」が、次のような衝撃的な記事を掲載しました。

Brien Holden Vision Institute

Up to One Billion People at Risk Of Blindness By 2050

## （2050年までに最大10億人が失明のリスク）

今、世界的な近視ブームが到来し、近視の発生率は急速に増加しています。

世界人口100億人の約半分（50億人）が2050年までに近視になり、近視の人の最大で約20パーセント（10億人）が失明する時代になると推定されているのです。

中高年の代表的な目の病気である「緑内障」が、近年、中途失明の原因のトップになりました。

後述しますが、**強度近視の人は、緑内障や白内障、網膜剝離、黄斑変性症などの目の病気になりやすい**ことがデータでわかっています。

私は1996年に『目がよみがえる「驚異」のブルーベリー』という著書で「近視から失明する時代」を予測しましたが、その当時よりはるかに事態は深刻化しました。

いよいよ、目と脳のドッグイヤーが始まりました。

現代の近視の進行に、デジタル機器に囲まれるという環境要因が大きく影響しているのは、世界の眼科研究が指摘しているように明確です。

以前、同じインド人でも、シンガポールに住んでいると70％が18歳までに近視になるのに対し、インドに住んでいると10％だけが近視になるという研究報告がありました。

別の調査では、シンガポールとオーストラリアに住む中華系の人を調べたところ、同年齢でも、高層のタワーマンションが多く立ち並ぶシンガポールに住んでいる人のほうが近視が多いという結果が出ました。

「7歳の中華系シンガポール人の近視の割合が28％であるのに対し、オーストラリアのシドニーでは、同年齢の中華系の人では近視の割合が3・3％である［Singapore National Eye Center[Go outdoors for better eyesight](2015)］」というものです。

また、スポーツする子どもは近視になりにくいという研究結果もあります。

生活環境の違いで近視の進行に差があることがわかります。

最近では、環境要因で生活習慣病化した近視が、遺伝因子に影響しはじめています。

親が強度近視だと、早くから近視が強度化する子どもたちが増えているのです。

# 緑内障・白内障・網膜剥離は近視の合併症

風邪は治そうとするのに、なぜ近視を治そうとしないのでしょうか。

私はよく、

**「近視を放っておいてはいけません。近視は目の病気です。**

放置すると強度近視の合併症（近視が原因で併発する病気）が生じ、失明の原因にもなります」

そう警告するのですが、一般の人は、近視は病気であるという認識がなく、

「近視はメガネやコンタクトレンズをすればいい」

と放置しがちです。

0・1以下の強度近視になり、視力がいよいよなくなってきて慌てふためいて、「視力が何とかなりませんか？」と相談に来られます。

「強度近視からも失明するのですよ（中途失明の6番目の原因）」

と言っても、ポカンとして「本当ですか」と半信半疑の面持ちです。

ところが、最近の医学でも、近視の度が強い「強度近視」は「病的近視」と呼び、WHO（世界保健機関）基準で矯正視力0・05未満の「失明」の原因として世界的に問題視されています。

これは、「風邪のひき始め（軽い近視）は病気ではないけれど、熱が40度を超すころ（強度近視）から病気とする」ということです。

実際、**近視が強度になると、合併症として緑内障・白内障・網膜剥離・黄斑変性症などの目の病気が生じる**といわれています。

眼底写真（「眼底検査」で撮った写真のこと）を見るとわかるように、近視は血流障害と考えられますので、栄養と酸素を目に供給し、老廃物を排出する新陳代謝の働きが悪いのです。

網膜や視神経・黄斑部（光を感知する細胞が集まっている部分）の細胞、水晶体の細胞の劣化が近視の合併症の原因になっているのではないでしょうか。

加えて、眼球がラグビーボールのように変形して眼軸が伸びていく過程で網膜が引っ張られ、ますます血液の流れが悪くなります。

簡単に言うと、網膜全体の血流障害から網膜裂孔《れっこう》→網膜円孔《えんこう》→**網膜剥離**（網膜が薄くなってはがれる病気）へ、視神経への血流障害から**緑内障**（視神経が萎縮して視野が欠けていく病気）へ、黄斑部への血流障害から**黄斑変性症**（網膜の黄斑部に障害が生じ、ものがゆがんだり視界の中心部がぼやけて見える病気）へ。毛様体筋への血流障害から**白内障**（水晶体が白くにごり、視界全体がかすんで見える病気）へ進むと考えられます。

また、目の酷使による多量の活性酸素の弊害で、網膜・視神経・水晶体の酸化による劣化が原因だと見ることもできます。

風邪は万病の元であり、風邪のひき始めから治すように、近視も病気と考えて早めに対処しなければ失明のリスクがどんどん高まってしまいます。

私のところには、40歳を過ぎるころから強度近視の合併症（緑内障・白内障・飛《ひ》蚊症《ぶんしょう》や光視症を症状とする網膜剥離など）を併発され、本当に目が見えなくなることに対する恐怖心で眼病対策を希望される方が激増しています。

最近では、20〜30代の人にも近視の合併症の相談が増えてきました。

情報社会の進展で、パソコンやスマホ、ゲームなど画面を見る時間が圧倒的に増えたことが最大の原因です。

眼科で指摘を受け、「緑内障、白内障、網膜剥離（飛蚊症や光視症を症状とする）は治りませんので経過観察しましょう」と言われ、驚いて駆け込んで来られる方もいます。

そろそろ、こうした「デジタル近視」（私の造語です）、生活習慣病といえる「近視」を本気で対策する時期に来たのではないでしょうか。

## 眼軸の伸びはトレーニングで止められる？

ここで、本書の中川メソッドで、なぜ近視が回復するのか、そのメカニズムを簡単に紹介しておきましょう。

近視の多くは軸性《じくせい》近視といって、眼軸が伸びることが原因といわれます。

近視の目を調べると、前述したように眼球がラグビーボールのように変形し、眼軸が伸びています。そのため、網膜（両目から入ってきた2つの像を結ぶ部分）の手前で焦点を結んでしまうのです。

一般には、平均24㎜の眼軸が、近視度数3D（ディオプター）で1㎜ずつ伸びるといわれ、26㎜以上の強度近視になると危険といわれます。

一般的な常識では、眼軸の伸びは止められないといわれますが、私のところでは、眼軸の伸びをストップさせるトレーニングをしています。

その秘密は、外眼筋で眼球をマッサージすることです。

眼軸の伸びを促進する要因はいくつかありますが、とりわけ、外眼筋が緊張により硬結することで眼球を押しつぶしているものと考えられます。

そこで、前章で紹介した「上向きクロージング・オープニング」「右向き左向きシフティング」などのトレーニングで**外眼筋を総合的に動かすことが有効で、眼軸**

**の伸びのストップに役立つ**のです。

# 「近視の人は老眼にならない」のウソ

よく、「近視の人は老眼になりにくいといわれますが、本当ですか?」という質問を受けますが、とんでもない勘違いです。

先に述べたように、「近視は老化現象」ですから、「近視＋老眼＝老化＋老化」のダブルパンチです。

たしかに、近視の人がアラフィフになると、メガネを外したら近くが見えるようになるので老眼になっていないと勘違いします。

でも、実は、近視（近くが見える）と老眼（近くが見えない）が相殺《そうさい》されてメガネを外すと見えるだけです。老眼が進んだからなのです。

ＢＳジャパン「テレビ日経おとなのＯＦＦ」の取材での出来事です。
45歳の女性の近視と老眼をほんの数分のトレーニングで、
近視……右目０・０１　左目０・０１〜０・０２
　↓右目０・０２　左目０・０２〜０・０３
老眼……右目０・３　左目０・３
　↓右目１・０　左目０・７
に回復しました。
近視も老眼も回復する姿を見て、本人はもちろん、テレビのディレクターも、「こんなにシンプルな方法で、どうして視力が回復するのですか？」と驚き、不思議がることしきりでした。
このときご紹介したのは、スマホやパソコンを見ることでこり固まった眼筋をストレッチして血流をよくするトレーニングと、視野を広くするトレーニングです。
なぜ、眼筋をストレッチしたり視野を広くすると視力が回復するかは、ここまで読まれたみなさんは、もうおわかりでしょう。
私たちは、酸素と栄養を多量に使ってエネルギーに変換してものを見ています。

一説によると、ものを見ることに一日の消費エネルギーの約半分を費やすといわれています。目と脳が酸素と栄養を大量に使うので、スマホを見るうつむき姿勢によって首から上の血流が滞り、目と脳に血液（栄養）が届かなくなるのは目と脳の死活問題です。

中川メソッドで、眼筋を動かして血流をよくしたり、呼吸法を取り入れているのも、酸化しやすい目と脳にとって酸素や血流が大事だからなのです。

## 「スマホ老眼」はデジタル機器による眼の老化現象！

「スマホ老眼」という言葉を聞いたことはありませんか。

「手元の文字が見づらい」

「近くのものにピントが合わず、視界がぼやける」

こんな老眼と同様の症状が、子どもから若い層に急増しています。

最近の子どもは、外遊びが減り、家の中でスマホゲームやカードゲームなどをしています。

近くばかり見ているせいか、視力の低下が激しく、近視が強度化しています。学校では、視力が弱い子が増え、黒板が見えないので最前列の席取り合戦が日常化しているそうです。

また、近見視力（近くを見る視力）も低下し、若くして老眼のような症状を呈しています。

先日の子どもの視力相談ですが、11歳の小学生が中等度の近視で、視力は左右ともに0・04です。

目の運動能力が低く、右目の片眼視で両目のバランスが崩れ、視野も6割くらいしか使っていませんでした。そのため、**脳へ行く情報量が減って、記憶力や学校の成績にも悪影響を与えていました。**

最近は、このように近視が強度化し、近見視力も低下し、老眼様症状を呈したお子さんが増えてきました。重大な問題です。近くを見すぎて、かえって近くが見えなくなってきているのです。遠くも見えない、近くも見えないのですから困ったものです。

５分間トレーニングをしただけで、近見視力が右目０・４が１・５に、左目０・４が１・５に向上し、お母様も驚かれていました。たった5分のトレーニングで、老眼様症状から脱出したのです。


老化現象が、年齢と関係なく、デジタル機器使用による「酸化現象」で子どもから大人まで共通して起こっています。

そもそも、見ることはエネルギーを大量に消費し、大量の酸素を消費するため酸化します。

とくに、デジタル機器は書面作業に比べ2〜3倍疲れるといわれるので、酸化が加速されるのです。

情報社会は早老社会といえます。

加えて、人生１００年時代に、強度近視から失明したり、老眼からボケないためには、今まで以上に自分の視力を守ることが大事になってきます。

# 近視・老眼手術は、根本解決にならない理由

私は、約40年間で3万人近くの人の視力相談・回復・維持・リハビリ・プロテクトしてきましたが、最近気になるのは、レーシック手術や近視手術を受けられた方の相談が増えていることです。

N・Yさん（49歳）は、3年前に近視手術を受けたといいます。

「手術後、視力は落ちていませんか?」とお聞きし、その場で視力を測定した結果、ご本人の想像を超えて、両目とも0・5まで落ちていました。

トレーニングを続けて1か月後、再度視力を測定したら、両目とも1・5に回復（屈折度数は両目ともマイナス1Dから右目マイナス0・5D、左目マイナス0・75Dに回復）。だんだん見え方がよくなったそうです。

Ａ・Ｈさん（39歳）も以前、近視手術を受けたことがあり、手術後しばらくは何不自由なく安心して暮らしていたといいます。

ところが、２年ほど前から字が見えづらくなり、目の疲れも感じるようになりました。「またメガネをかけないといけないのか」と危惧していました。

そんなとき、私の本を読み、初回カウンセリングを受けたところ、強い遠視になっており、乱視も出てきていました。

トレーニングを続けた結果、以下の通り、乱視が改善し、「ものがはっきり見えるようになりました！　目の疲れも感じなくなりました」と嬉しい報告をいただきました。

視力　右目０・６　左目０・４　↓　右目１・２　左目１・０

屈折度数

（遠視）両目とも＋《プラス》３Ｄ　↓　右目＋２Ｄ　左目＋１・５Ｄ

（乱視）両目とも－《マイナス》１・７５Ｄ　↓　右目－１・５Ｄ　左目－１・２５Ｄ

近視手術の例をあげましたが、レーシック手術などほかの手術も同じこと。そのときはよく見えますが、その後、確実に以前の視力より低下します。なぜなら、目の病的状態を放置したまま、手術で「見えるよう」にしているだけだからです。

眼底写真でその人の眼底の血管の状態を見れば一目瞭然。近視にせよ、老眼にせよ、「血流障害」を起こしています。

今まで述べてきたように、**目や脳の間違った使い方を原因とした「血流障害」に手を打たなければ、視力が根本的に回復したことにはならないのです。**

たとえば、1・0の視力には10の血液（酸素と栄養）を使うとしましょう。視力が0・1の人は、血流が悪いために、血液が1しか目や脳に行かなくなったということです。それなのに、矯正や手術で視力1・0に合わせると、当然、9の血液が不足することになります。

9の血液（酸素と栄養）が常に不足するのですから、目と脳は疲れ果て、どんどん裸眼視力が低下し続けるわけです。

奇しくも、イントラレーシックをして、いったん両目1・0の視力になったのですが、その後、視力が低下して私のところに来られたM・Mさん（23歳）がこう語ってくれました。

「ビジョンサロンに通って、あらためて、体の不調は、その不具合な体の部分を切り取ったり取り除いたりするよりも、その不調の原因、根本の部分を改善しない限り、また再発するということを感じました」

## 緊急提案！急増する「急性内斜視」対策

最近、スマホやタブレットの見すぎで「急性内斜視」になる子どもや若者が増えていると話題になりました。

内斜視とは、片方の黒目が内側に寄ったまま戻らなくなる症状。スマホを30㎝未満で、長時間寄り目をし続けたために、元に戻らなくなった状態だと考えられます。

今までは、子どもが遺伝や眼球の未発達で生まれながら遠視になり、遠視を対策しないまま放置しているうちに内斜視や内斜位になって相談に来られていました。

今は、スマホで内斜視・内斜位になるのですから、スマホの見すぎ（一日5〜15時間使用しているという例も聞きます）が遺伝や眼球の未発達に該当する大いなる原因になったということです。隔世の感があります。

「プロローグ」に書いたように、通常は、スマホを見続けると両目を寄せ続けることができなくなり、片目で見るようになります。

そのとき、どちらかの目が外を向く外斜視（目が外にズレる）・外斜位（目が外にズレかかる）になります。視力も左右不同視（視力に左右差がでる）になり、その差が大きくなると、使っていないほうの目（通常視力の悪いほう）が弱視になっていきます。

内斜視（目が内にズレる）・内斜位（目が内にズレかかる）の場合は、スマホを目に近づけて緊張して必死で見ていることが考えられます。

視力も左右不同視（視力に左右差が出る）になり、その差が大きくなると、使っていないほうの目（通常視力の悪いほう）が弱視になっていきます。

## 原因と対策

①スマホを目に近づけすぎている……スマホを目から30㎝以上離す。

②スマホを長時間見ている……スマホを1回あたり15分以内にする（5分くらい休む）。

③目が悪いのに裸眼で見ている……メガネやコンタクトをしてみる。見えないとより近づいて見ると同時に、寄り目とピント合わせ力のアンバランスが生じ（輻輳と調節のアンバランス）、目がズレてしまう。

④左右の目に視力差がある……前章で紹介した「視力差をなくすトレーニング」をおこなう。

⑤近視・遠視・老眼がある……近視・遠視・老眼をできる限り回復する。

⑥毎日の目の疲れが蓄積して慢性疲労になっている……目の疲れを毎日取り除く。

⑦メガネ・コンタクトが適正でない……輻輳と調節をバランスさせ視力の左右差を改善するメガネ・コンタクト（＝中川メガネ・コンタクト）をする。近く用のメガネを作る。

⑧スマホ依存症……スマホから少し距離をとる。デジタルデトックス（後述）をする。

## スマホを使って斜視のチェック&トレーニング

**☆チェック法：スマホのフラッシュを使って自分の目を自撮りする**

目の中の光の位置で、真ん中より外にズレていれば内斜視・内斜位、内にズレていれば、外斜視・外斜位です。

基本的に斜視は自分では治せませんが、軽い内斜視・外斜視なら次に紹介するトレーニングが有効です。

**☆トレーニング**

斜視の原因の一つである輻輳と開散のアンバランスを修正し、内眼筋と外眼筋の緊張を緩和することによって、できる限り眼位のズレを改善します。

## 1　付録の視力回復3D動画

これは、片眼視を元へ戻すための立体視「平行法」を採用しています。やるだけで、内眼筋のストレッチになり眼位ズレの修正に有効です。

## 2　右目・左目・両目スマホシフティング

裸眼視力0・5以下の人はメガネやコンタクトをしてトレーニングしてください。コンタクトのほうが効果は上がりやすいです。

〈軽い内斜視用〉

①左目を閉じ、右手にスマホを持ち、40㎝正面の画面に大きな文字を表示します。

②ピントを合わせたまま、スマホを正面から右50㎝までゆっくり移動させ、そこで30秒止めます。そのあと、ゆっくり元の位置に戻します。

③これをスマホを左手に持ち替え、右目を閉じて同じことをします。

④最後に、両目でスマホを持ち替えながらおこないます（各10回）。

〈軽い外斜視用〉

①左目を閉じ、左手にスマホを持ち、40㎝正面の画面に大きな文字を表示します。

# スマホシフティング

## 軽い内斜視用

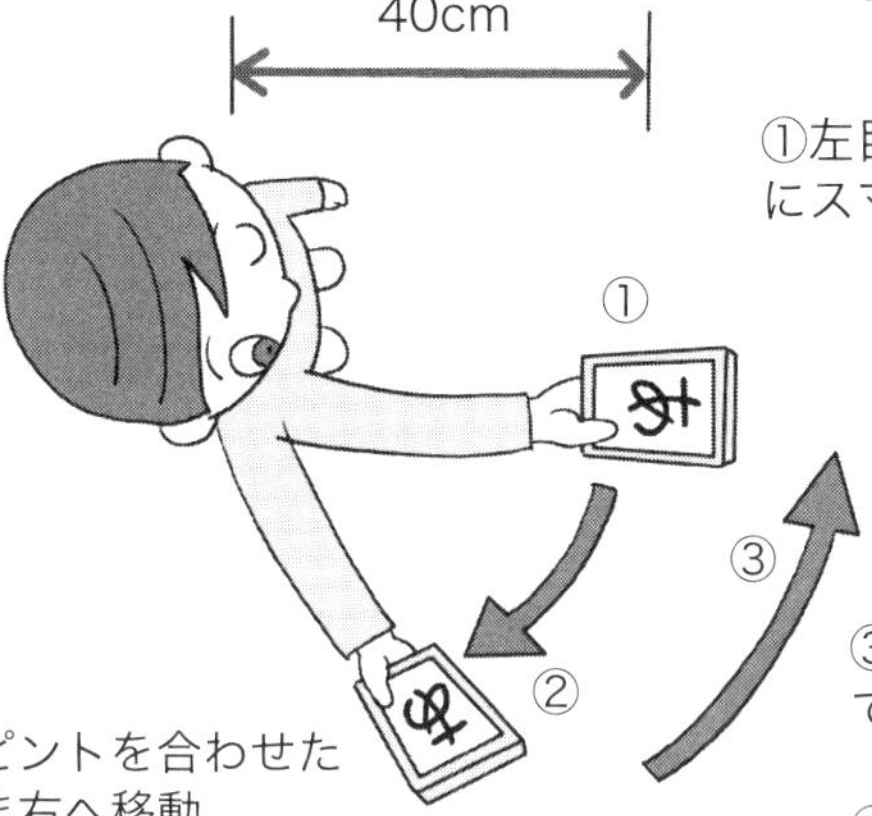


①左目を閉じて右手にスマホを持つ

②ピントを合わせたまま右へ移動

③左手に持ち、左目で左方向に見ていく

④最後に、両目で持ち替えながら

## 軽い外斜視用

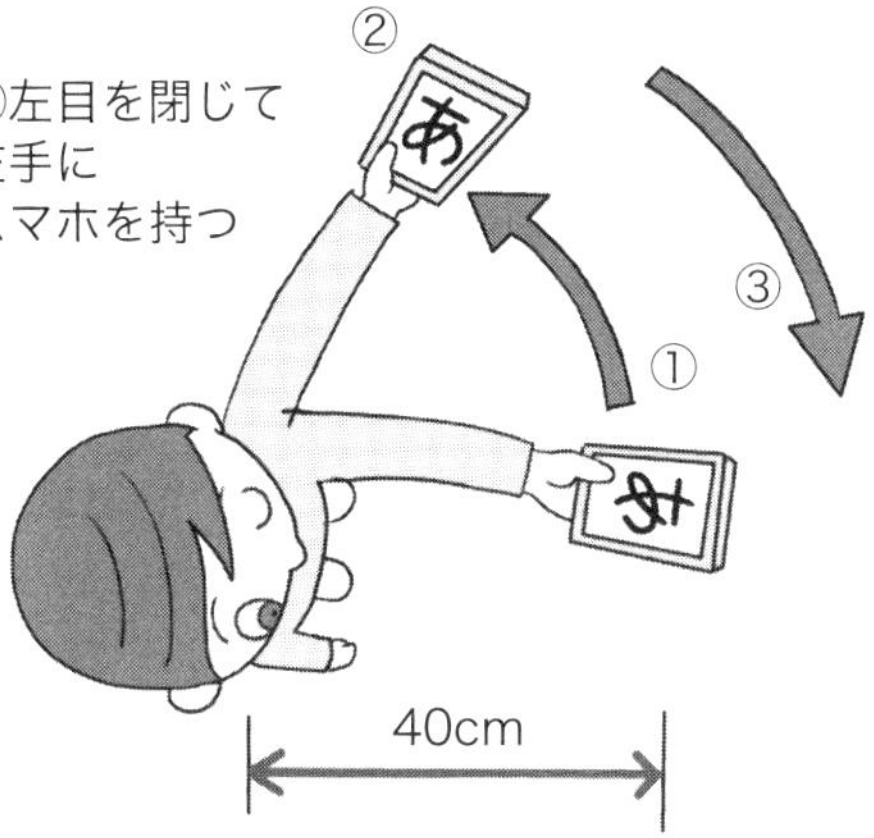


①左目を閉じて左手にスマホを持つ

②ピントを合わせたまま左へ移動

③右手に持ち、左目で右方向に見ていく

④最後に、両目で持ち替えながら

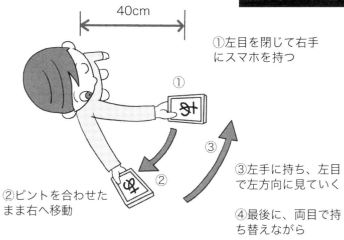

②ピントを合わせたまま、スマホを正面から左50㎝までゆっくり移動させ、そこで30秒止めます。そのあと、ゆっくり元の位置に戻します。
③これをスマホを右手に持ち替え、右目を閉じて同じことをします。
④最後に、両目でスマホを持ち替えながらおこないます（各10回）。

## 3 右目・左目・両目スマホ両端シフティング

裸眼視力0・5以下の人はメガネ・コンタクトをしてトレーニングしてください。コンタクトのほうが効果は上がりやすいです。

〈軽い内斜視用〉
①左目を閉じ、右手にスマホを持ち、大きな文字を表示します。
②ピントを合わせたまま、スマホを右50㎝のところで上下50㎝幅でゆっくり移動させます。
③これを、スマホを左手に持ち替え、右目を閉じて同じことをします。
④最後に、両目で左右でおこないます（各10回）。

# スマホ両端シフティング

## 軽い内斜視用

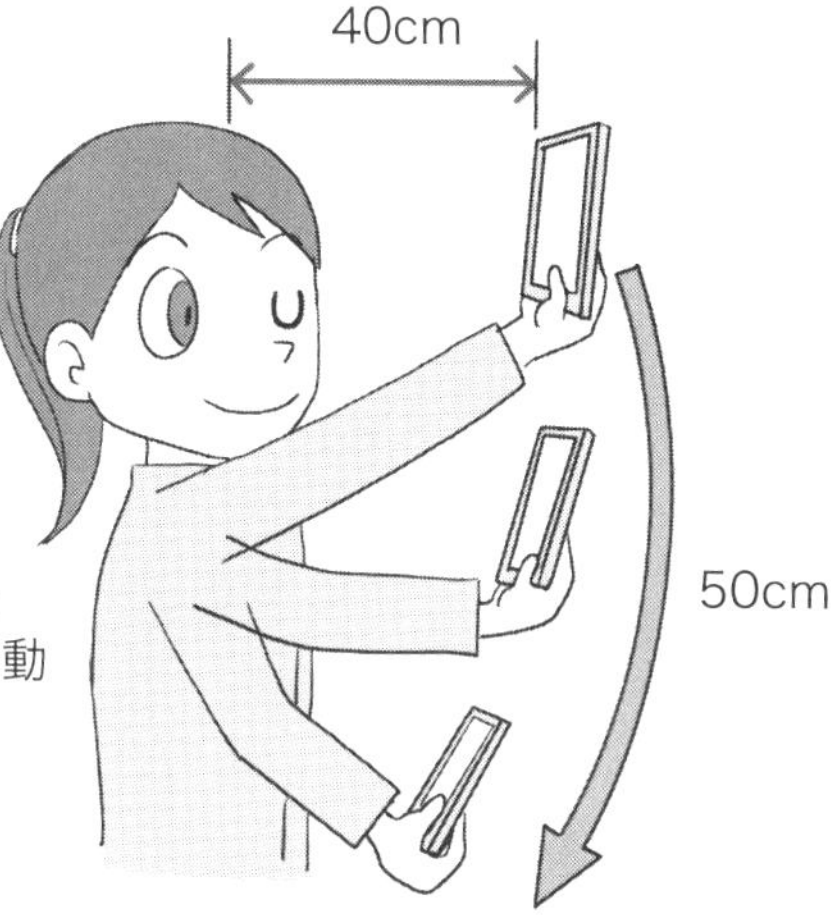


50cm右側のスマホの
文字に右目のピントを
合わせながら上下に移動
左目で左側も同様に

## 軽い外斜視用

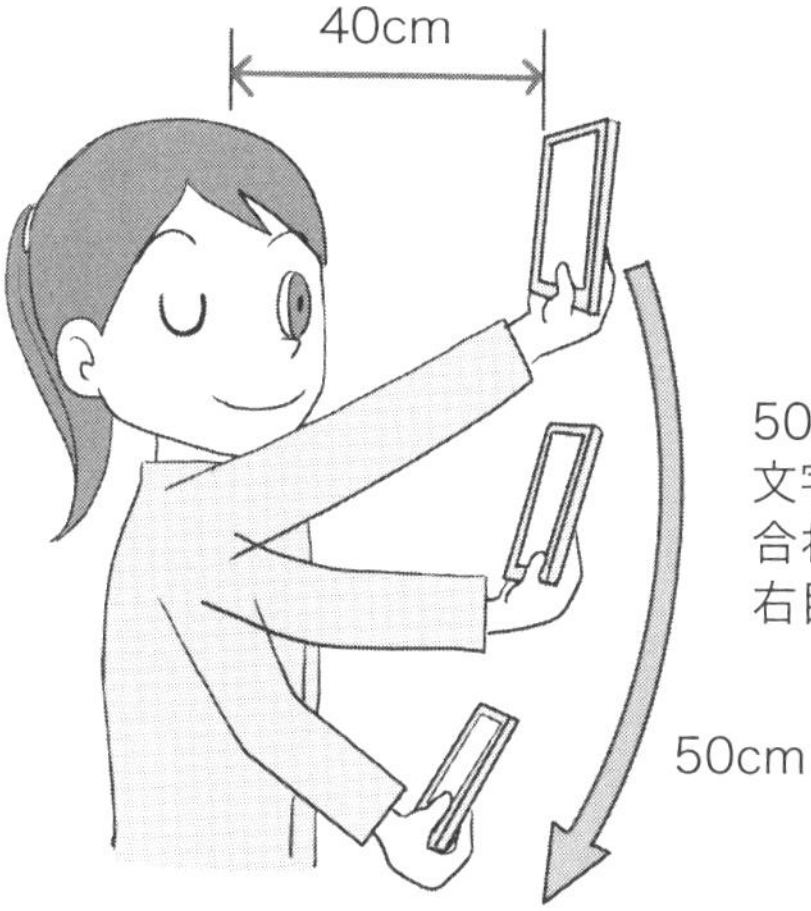


50cm右側のスマホの
文字に左目のピントを
合わせながら上下に移動
右目で左側も同様に

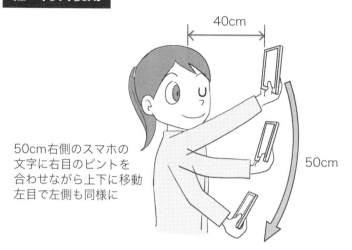

〈軽い外斜視用〉

①右目を閉じ、右手にスマホを持ち、大きな文字を表示します。

②ピントを合わせたまま、スマホを右50㎝のところで上下50㎝幅でゆっくり移動させます。

③これを、スマホを左手に持ち替え、左目を閉じて同じことをします。

④最後に、両目で左右ともにおこないます（各10回）。

## 4　スマホ8方向移動

〈内斜視・外斜視用〉

①スマホを正面30㎝に手で持ち、ゆっくり右に30㎝移動し、正面に戻します。この動きをずっと目で追ってください。

②同様に、左・上・下・右上・左下・左上・右下の順でおこないましょう。

外眼筋の直筋と斜筋も使われますので、外眼筋総合体操になります。

# スマホ８方向移動

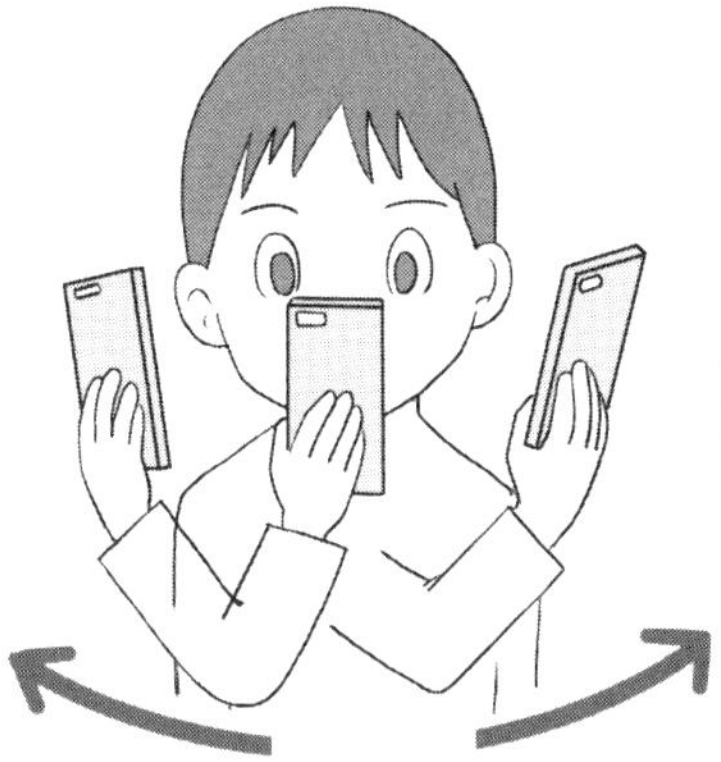

スマホを目から
30cm離した位置に持ち、
文字を両目で追いかける

正面から右に
移動し、
元へ戻す

同様に左に
移動し、
元へ戻す

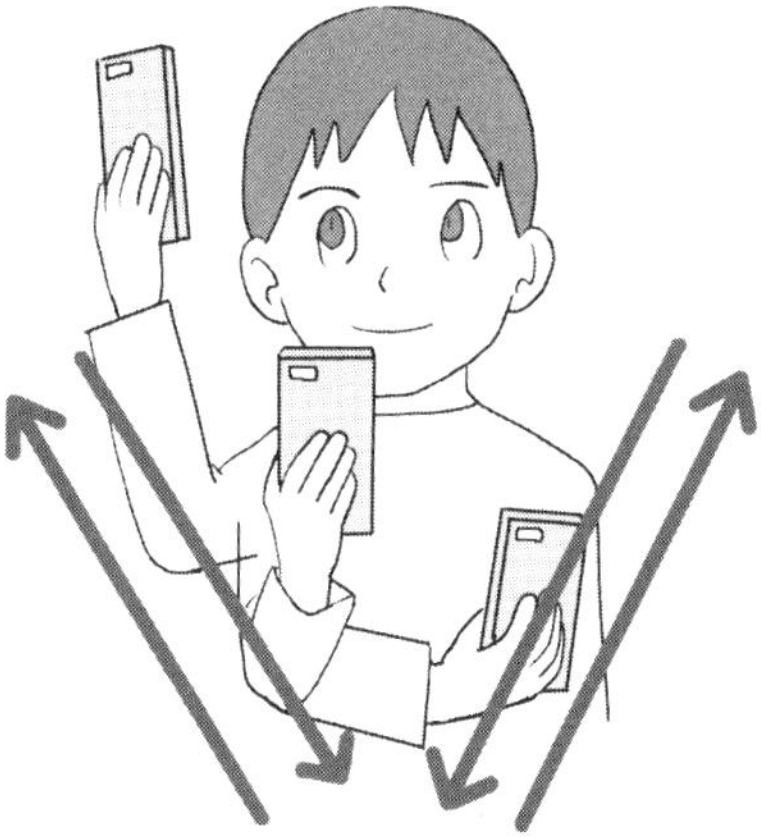

右ななめ、左ななめに
おこなう

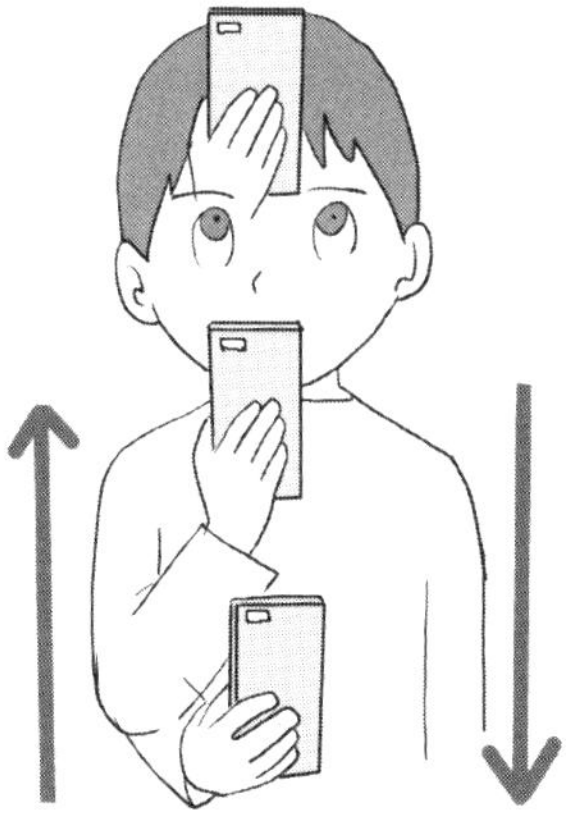

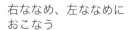

上下におこなう

※スマホを指先に替えてもＯＫ

第4章

# スマホで機能低下した眼と脳はスマホでなおす

## デジタルの弊害を防ぐ対策トレーニング

# 「光害」を防ぐ！賢いスマホ等の使い方

中国の古典に、

「機械あれば機事あり　機事あれば必ず機心生ず」

（機械があれば便利だから人はそれを頻繁に使うようになる。そのうち、依存心が生じ機械なしでは生きていられなくなり、結果、人間の本来の営みを忘れてしまう）

ということわざがあります。

2500年も前のことわざですが、現代にも通じる言葉です。

「スマホ依存症」「ネット依存症」など、便利なものだからこそ、スマホやタブレットなどのデジタル機器は依存しやすく、多くの危険をはらんでいます。

スマホやタブレット端末などの弊害は、

①至近距離で
②長時間（1時間〜10時間）
③人工光を見続ける（ブルーライトを含む光害）

主にこの3つです。

本来、私たちは、太陽の自然光のもとで暮らし、紙などに反射した「間接光」でものを見ていました。

ところが、パソコンやスマホなどの普及によって、液晶画面が発する**人工光を直接、しかも近い距離で、長時間見続けるようになったのです。**

パソコンの画面で文章を読んでいると、紙の本で読書するより目が疲れやすくなると思いませんか。これは画面の大半がLEDをバックライトに使った液晶画面など、人工的な光源を直視続けているからです。

パソコンやスマホ、タブレット、携帯ゲーム機などの画面から発せられる光は、本などの印刷物を照らして間接光で見る場合と比べて、目の負担はもとより、目を通して脳に入る光刺激が2〜3倍強いのです。その分、目が疲れやすくなるわけです。

それぞれの対策を講じて目や脳への負担を減らしましょう。

①至近距離対策：**スマホなどは手元から離して見るようにします。**離せるだけ離すと、毛様体筋の調節（ピント合わせ）と輻輳（寄せ目）がラクになり、目の疲れが半減します。人体に及ぼす悪影響として近年注目されている電磁波の弊害も受けにくくなるでしょう。

②長時間使用対策：「使用時間は朝9時から夜6時まで」など、**時間を決めて使用し、ダラダラ寝るまで見続けないようにします。**ダラダラスマホ、ながらスマホをやめるのです。

③人工光対策：**ブルーライトカットフィルムを使う、質のよいゼアキサンチン入りのルテインを飲む、白黒反転画面にする**などが有効です。詳しくは次項で紹介します。

# 中川式「デジタルデトックス」のすすめ

スマホやパソコン、タブレットなどのデジタル機器は、もはや私たちの生活に欠かせない必需品になりました。

「スマホなどのブルーライトは目に悪い」

「スマホなどの画面を見続けていると、疲れ目で頭痛や吐き気までする」

さまざまな弊害をわかっていても、使わないわけにはいかないという人がほとんどでしょう。

そこで提案したいのが「デジタルデトックス」。ただし、従来の「スマホなどのデジタル機器と一定期間距離をとる＝使用しない時間をつくる」という消極的な方法ではありません。

**スマホなどのデジタルの毒を自分で取り除く方法なのです。**

## 1「アイバランスマスク（穴あきマスク）」がブルーライトの弊害を取り除く

太陽の日差しの下で起きる日焼け、スキーの雪焼けと同じく、デジタル機器の人工光で生じるブルーライト焼けが情報社会では問題になります。

ブルーライトは、目に見える可視光のうち紫外線にもっとも波長が近い青い光のことです。

波長が短いので、角膜・水晶体・網膜を通じて脳まで達し、不眠やうつに発展するケースも少なくありません。

角膜や水晶体が光酸化で白くにごったり（白内障）、網膜の黄斑部や視神経の変質（黄斑変性症、緑内障）、網膜の劣化（網膜剥離）などを起こす可能性が指摘されています。

目と脳がブルーライトで焼けないように、デジタルデトックスしましょう。

やり方は簡単。図のように針で小さな穴を横一列にあけたアイマスクをかけて、パソコン・スマホ・タブレットなどデジタル機器を使うだけです。

# アイバランスマスクのつくり方

①厚手の紙にマスク（縦 6.5cm×横 18cmくらい）
の形を描く

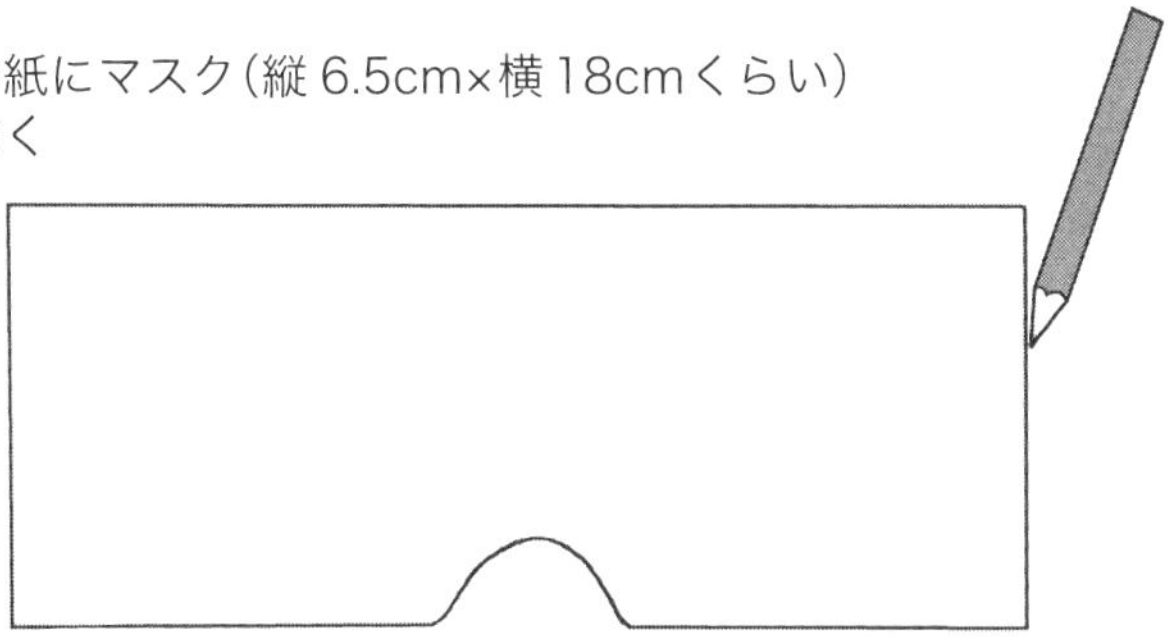

②目の位置に横一列、５mm間隔で、27 個の穴を記し、
千枚通しや太い針等で穴を開ける

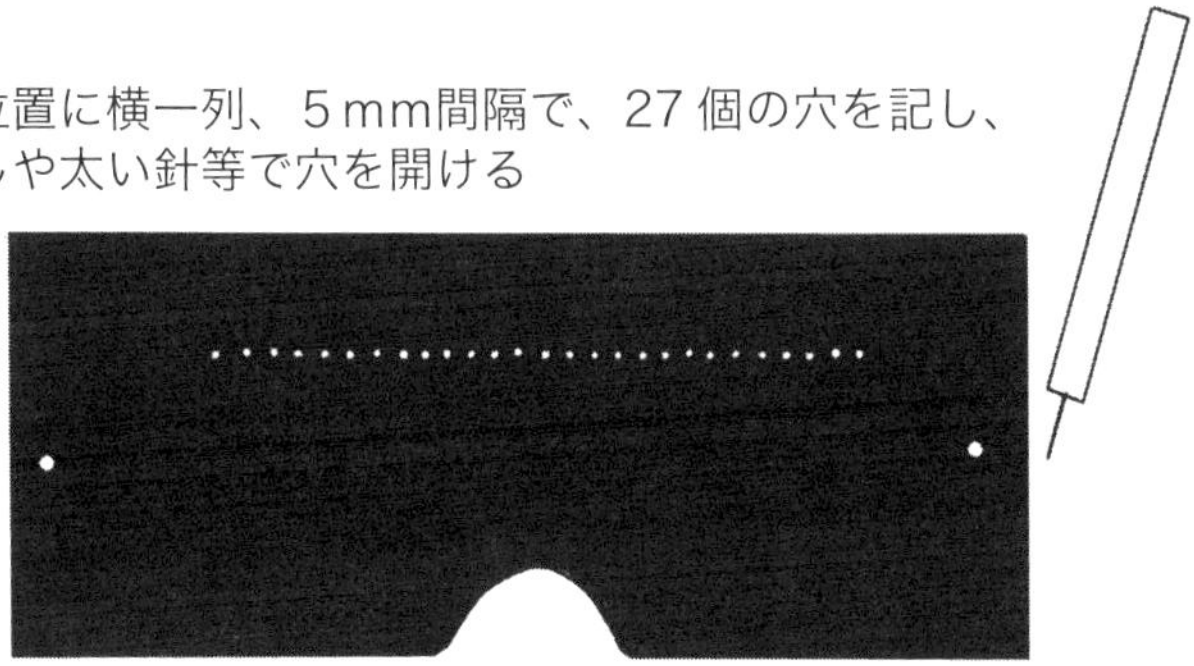

③内側を黒く塗りつぶし、両端に輪ゴムを通したら完成

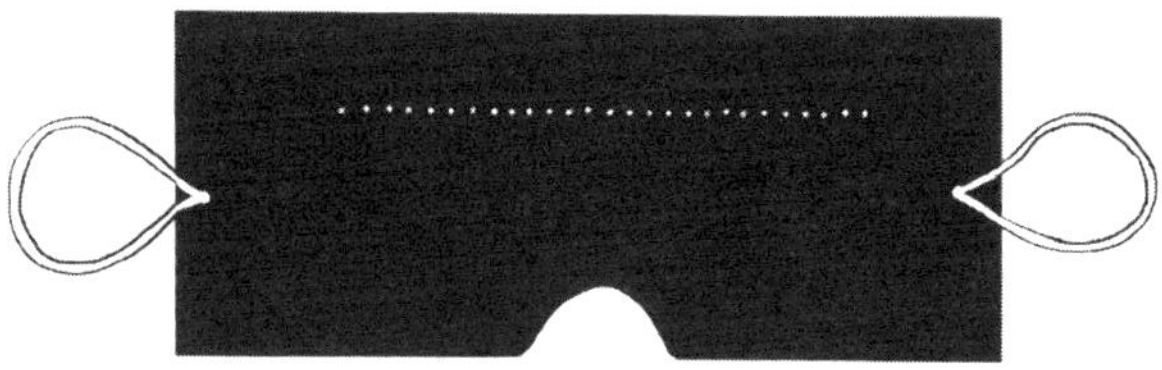

※裸眼で使用します。このマスクをつけたまま外出すると危険です。
目に負担をかけますので、暗い場所では使わないでください。

光を取り入れる面積が極端に狭いので、目に入るブルーライトがカットされます。

さらに、**小さな穴（ピンホール）からものを見ると、毛様体筋を動かしてピントを調節しなくても、穴を通じて細い光が直進して網膜にまで届き、メガネを外してもラクに見えます。**毛様体筋を動かさずにものを見ることになり、目の疲れが軽減されます。

目の疲れが老眼や近視の最大の原因ですので、老眼や近視のダイエットになります。

〈効果〉

・ブルーライトが入りにくく、ブルーライトのカットに役立つ
・目が疲れにくく、老眼や近視の進行防止になる
・「ピンホールの原理」で裸眼でハッキリ見えるので、裸眼でものを見ようとする脳の意欲が高まる
・横一列に並んだ穴から同じ量の光が左右の目から入るので、両目と両脳をバランスよく使う両眼視ができるようになる

## 2 水素吸入で活性酸素を除去する

前にもふれましたが、見ることは、たくさんのエネルギーを消費します。長時間デジタル機器を見続けると、酸素をたくさん使ううえ、光害（ブルーライト）を引き起こします。

いずれも、**目や脳を疲れさせ、多量の活性酸素を発生させます。**この活性酸素が細胞を酸化させ、老化を促進するのです。細胞もエネルギーレベルで低下します。

こうした「デジタル酸化」を引き起こす**活性酸素を徹底的に取り除き、細胞に電気エネルギーをチャージするのが、最近話題の「レプトン（電荷水素＋酸素）吸入」です。**

レプトン（電荷水素＋酸素）を、カニューレ（吸入チューブ）を使って鼻から吸入します。すると、細胞から電子を奪って酸化させ、老化を促進させる体内の活性酸素（O）とレプトンの水素（H）が化合して水（$H_2O$）ができ、尿と一緒に排出されます。

**体の中の老化物質「活性酸素」と「レプトン」の水素が反応して水となり、デジ**

**タルの弊害を一気にデトックスしてくれる若返り効果が期待できるのです。**

２００７年、日本医科大学の太田成男教授らのグループが、「水素分子が抗酸化物質として酸化ストレスを軽減する」という論文をイギリスの「Nature Medicine」誌で報告しました。

これ以降、「水素分子の抗酸化作用が組織障害を防ぐ」という研究報告が次々と発表され、今では、全国12の大学病院で採用されています。

化学の授業で「酸化」や「還元」という言葉を聞いたことはありませんか。

「酸化」とはサビること、イコール老化です。

「還元」とはサビと反応してサビ取りをし、元へ戻すこと。イコール若返りです。

これを踏まえて、いろんな種類の水の酸化還元電位のデータを示します。

＋（プラス）は酸化、－（マイナス）は還元。**＋の値が大きいほど酸化（老化）度が高く、－の値が大きいほど還元（若返り）度が高い**と考えてください。

水道水……＋400～＋700（mV《ミリボルト》）

ナチュラルミネラル水……＋100～＋300（mV）

井戸水……＋150～＋250（mV）
アルカリ還元水……－250～＋100（mV）
湧水……＋300～＋200（mV）。

レプトン水の酸化還元電位（mV）は、－100から－150mVです。いかに若返り度が高いかがわかるでしょう。

〈効果〉
・活性酸素が取り除かれ、デジタル疲労がなくなり、スッキリして若返りやすくなる

## 3 画面を白黒反転にする

デジタル機器によるデジタル酸化は、画面から発する人工光を至近距離で長時間見ることから生じます。

文字のバックが明るいほど、ブルーライトが多量に目に飛び込んできます。

文字のバックを暗くし、文字部分を明るくすると、ブルーライトが画面から出に

くなります。思いっきり黒い画面に白い文字にすれば、ブルーライトの弊害をほとんど受けなくてすみます。

デジタルデトックスするというより、デトックスする対象そのものを減らす発想です。画面をうまく色調整してください。

〈効果〉

・目の疲れが半減し、デジタル毒がたまりにくくなる

## スマホ対策、3つのステップ

### ステップ1　スマホ老眼対策

新聞やテレビで紹介され、最近よく耳にするようになった「スマホ老眼」。

10年くらい前、子どもたちの視力カウンセリングを通じ、スマホや携帯ゲームの長時間使用で、老眼と同じように近くが見えなくなっていることを発見しました。

そこで「スマホ老眼」と命名したところ、多くのテレビや雑誌から「スマホ老眼」の取材を受けるようになりました。

今まで老眼は年のせいとされていましたが、「デジタル機器の強烈な酸化作用（書面作業より2〜3倍、目が疲れる）による老化（酸化）」という新型老眼が子どもや若い人に発生しはじめたのです。

もちろん、アラフォー世代がスマホ老眼になると、老眼がスマホ老眼で強度化しています。

さらにいえば、スマホに依存すると、自然とストレスをかけて見ることになります。リラックスした状態で、ゲームをしたりメールしている人はほとんどいません。強度近視の人は、ストレスフルにものを見ています。みんな、ストレス性近視といっていいでしょう。

これらの対策は、スマホの合間に仕事や勉強をするのではなく、仕事や勉強の合間にスマホを見るようにすることです。脳のスイッチを切り替えてください。

## ステップ2　デジタル近視対策

デジタル機器使用で急速に近視が進み、近視から失明に向かう近視をデジタル近視と名づけました。首を垂らして前かがみで画面を見ているので、脳に血液が行かなくなっています。血流障害で急速に近視が進むものと考えています。

便利なものに夢中になっているうちに視力がなくなっても困ります。

デジタル近視対策の一つ目は、**「イメージ遠方視」**です。

目の疲れは距離に比例して決まります。見るものが近ければ近いほど疲れるし、遠ければ遠いほど疲れません。近くのスマホを、遠くを見ているように見ましょう。

コツは、スマホの向こう30㎝のところにピントを合わせることです。

二つ目は**「上向きスマホ」**です。

首には脳に血液を供給する、脳底椎骨動脈・内頸動脈・外頸動脈などが通っています。首を前に垂らし、前かがみでものを見ると、行くべき血液の25％くらいしか行かなくなるということです。眼に血液がほとんど行かなくなっています。

顔を上げ、首を伸ばして上向きでスマホを見ます。

必要以上に小さくなった目が大きくなり、垂れてきた表情筋も少しアップします。

全体的に表情が明るくなります。

## ステップ3 記憶力維持・アップ対策

アラフォー以降は、誰でも脳の萎縮が進みます。加えて、スマホに依存して脳がラクをすると、記憶力が加速度的に低下してしまうのです。

そこで、記憶力を維持・向上させることが大切です。

この対策のひとつ目は、**「アルバム記憶再生」**です。

写真は思い出の宝庫です。また、最近では、おいしいものを食べるときは、みんな写真を撮ります。この写真を活用します。

写真を適当に2〜3枚ピックアップし、その写真を見て5W1H（いつ・どこで・誰と・何を・なぜ・どのように）を思い出してください。

思い出せないときは、その周辺の写真をヒントに記憶を再生するといいでしょう。

二つ目は**「ニュースで記憶再生」**です。

ニュースは毎日見るにもかかわらず脳の中に残っていません。目がニュースを見ただけで、内容が脳に伝わっていないのです。

過去のニュースを引っ張り出し、そのときに何を考えたかを思い出してください。思い出せないときは、その周辺のニュースをヒントに記憶を再生するといいでしょう。

付録の「視力回復3D動画」もスマホ対策になります。スマホにダウンロードして活用すれば、視力回復はもちろん、美しい動画に脳が癒され、脳の若返りにも役立つでしょう。

二つに分かれた画像の真ん中にハガキを置き、右目は右の画像、左目は左の画像を見ます。

早い人はすぐに画像が一つにまとまり、立体的に見えてきます。

遅い人でも、試行錯誤しているうちにできるようになります。

次に、その状態を3分間維持できるようにしましょう。

初めのうちはすぐにできたかもしれませんが、途中で、二つに像が分かれることがあります。頑張って一つの像に戻しましょう。

これができるようになると、見るだけで視力も1〜2段階回復していますし、脳も左右脳のバランスを整えて記憶力・集中力・想像力などが最高のレベルになっているでしょう。

なお、視力0・3以下の人、左右の視力差が大きい人はメガネやコンタクトをしておこないましょう、左右の視力差が大きく違う人は、残念ながらできないことがあります。前述したアイバランススマスクや、左右の視力差を回復するストレッチをおすすめします。

特別付録

# 「視力回復3D動画」の使い方

## 「視力回復3D動画」で眼と脳を癒しながら、視力が回復するメカニズム

今まで繰り返し重要性を述べてきた**両目・両脳のバランス回復（両眼視機能回復）で効果的なのが、立体視トレーニングです。**

これまでは、紙の静止画像の3Dでしたが、今回は、新たに3D動画でトレーニングしてみましょう。

今回3D動画を付録につけたのは、美しい自然の映像に目と脳が癒されながら、刻々変わる動きを目で追いかけることで**短時間で効率的に眼筋をストレッチでき、開散不全に陥りやすい現代人にとって効果的なトレーニングになっている**からです。

スマホ等を長時間使用している現代人は近くを見続けているため、フルに輻輳力（寄り目）と調節力（ピント合わせ）を使い、目は緊張状態を続けています。簡単にいえば、目にとって、目を寄せて近くを見ることは緊張、目を離して遠くを見ることはリラックスといえるからです。

そこで必要なのが、遠くを見るときに目を離す「開散力」です。輻輳力のみを鍛える従来

の3D静止画像と違い、付録の3D動画は平行法で立体視することによって輻輳力と開散力のトレーニングになります。

**目を開散させて映像を見ているだけで外眼筋が、ピントを合わせて映像を見ているだけで内眼筋（毛様体筋）がストレッチされます。**

その人の目と脳の状態で個人差がありますが、**輻輳開散力（両眼視機能）と調整力の回復と、バランスのよい目と脳の使い方が身につく**ので、トレーニングすればするほど視力回復に効果的といえます。

**遠近多視点合成法（特許技術）で**
**従来3Dの3倍の**
**飛び出しと奥行き**

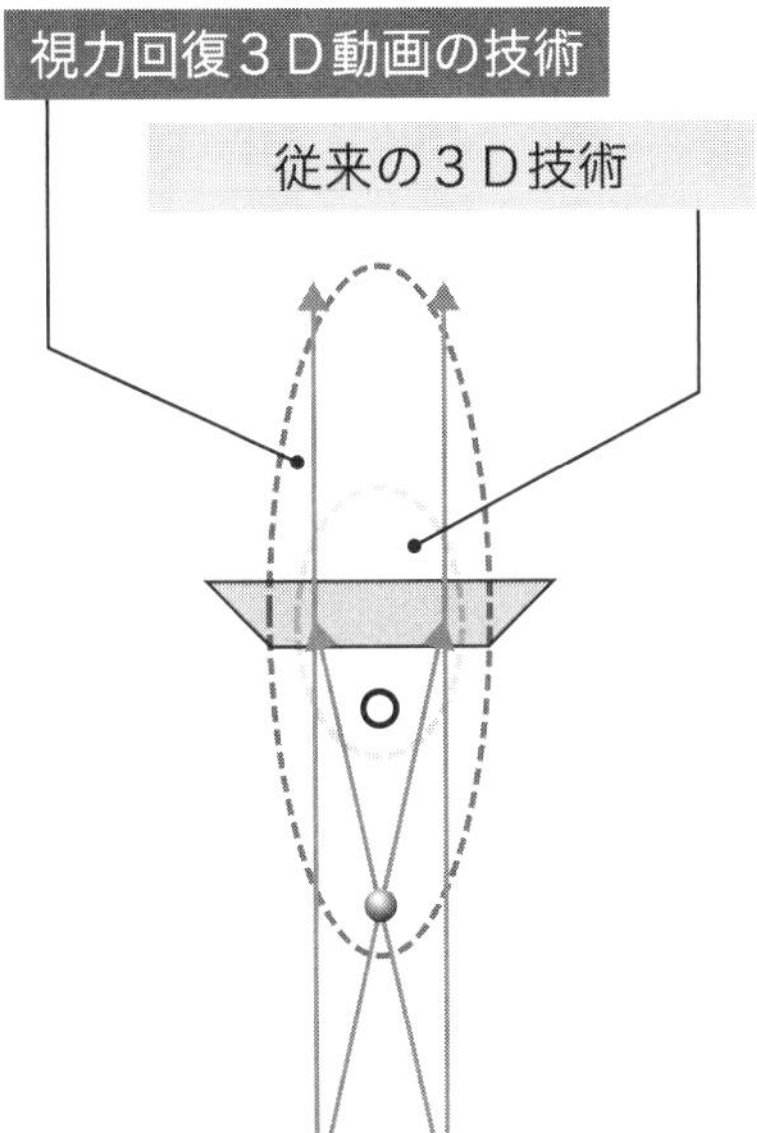


従来の3D技術の3倍の飛び出しと奥行きがあるため、見ているだけで、効果的にピント調節と輻輳開散トレーニングをおこなうことができる。

その秘密は、最新技術を使った3Dの制作技術です。特許技術の「遠近多視点合成法」で、図のように、前後の可動域は世界トップクラスで、従来技術の3倍の飛び出しと奥行きになっています。

## 準備

スマホにQRコードを入力して、付録動画をダウンロードしてください。

スマホのディスプレイのサイズに合わせて、同じ映像を2つ用意していますので、サイズの合うほうを選んでください。

L版
（スマホ大サイズ用）

https://youtu.be/Lcg9Gnw2W3E

S版
（スマホ小サイズ用）

https://youtu.be/Dw4mnDtjfpA

※スマホのディスプレイが5.5インチ以下はS版がオススメです。またYouTubeでも二段階拡大縮小ができますので、見やすいサイズを試してください。

## 使い方

左右に二つの映像が流れますので、それを30㎝くらい目を離して立体視（1章、2章のイラスト参照）します。

平行法でおこなう場合は、鼻先にハガキを置いて、右目で右の像を、左目で左の像を見てください。スマホを徐々に離していくと、個人差がありますが適正距離があり、自然に3D動画が一つに融け合い、立体的に見えてきます。

早い人はすぐに画像が一つにまとまり、立体視ができます。その状態を3分間維持できるようにしましょう。

両目を寄り目にして見る交差法でもやってみてください。

はじめのうちは立体視できても、途中で2つの像に分かれて見えることがあります。頑張って一つの像に戻しましょう。

**一度コツをつかむと、脳が補正します。**

なかなかできなくても、あきらめることはありません。**「立体視」を試みること自体が視力回復につながります。**

立体視をして映像を見ているだけで、視力が1〜2段階回復していきますし、左右の脳のバランスが回復して、記憶力・集中力・想像力などがレベルアップしていきます。

## 使用上の注意

**・連続して3回以上見ないでください。**

・スマホにブルーライトカットフィルムをつけるなど、ブルーライトを遮断する策を講じることをおすすめします。

・視力0・3以下の人、左右の視力差が大きい人はメガネやコンタクトレンズを着用しておこなってください。

・視力や目と脳の使い方のレベルにより、3D動画を見られないことがあります。その場合、次の方法を試してみてください。

**①アイバランスマスクを使う**

ピンホールカメラの原理で、ものがよく見えますし、左右の視力差があってもバランスが改善して見やすくなります（ブルーライトカットの効果もあります）。

**②手作り立体視メガネを使う**

作り方は簡単。Ａ４判の黒のカラーペーパーを２枚用意してください。

まず、四つ折りにして外側に折れた部分を中に折り返します（観音折り）。テープで貼りつけたら、正方形に整えてください。

これを2個作り、並べて、上と下をテープでとめれば完成です。

右目と左目の間にしきりがあるため、誰でも「平行法」で見ることができます。市販のVRグラスと同じ仕組みで裸眼用に設計しました。長さが約30㎝ありますので、これを使ってスマホを見るのは少々大変ですが、**普段スマホを使うときに目に負担をかけない距離（約30㎝）を感覚的に覚えられる訓練にもなります。**

以上の2つの方法を試しても立体視できない人は、市販のVRグラス（組立式のものが１００円ショップでも入手できます）を使って見ることができます。

とくに、強度近視の方、乱視が強い方、強度遠視の方、不同視の方は立体視が困難です。

ただし、この動画は裸眼用に編集されており、市販のものはレンズ付きで画面と目の距離が５㎝ほどですので、長時間見続けないように注意してください。

## 立体視メガネのつくり方

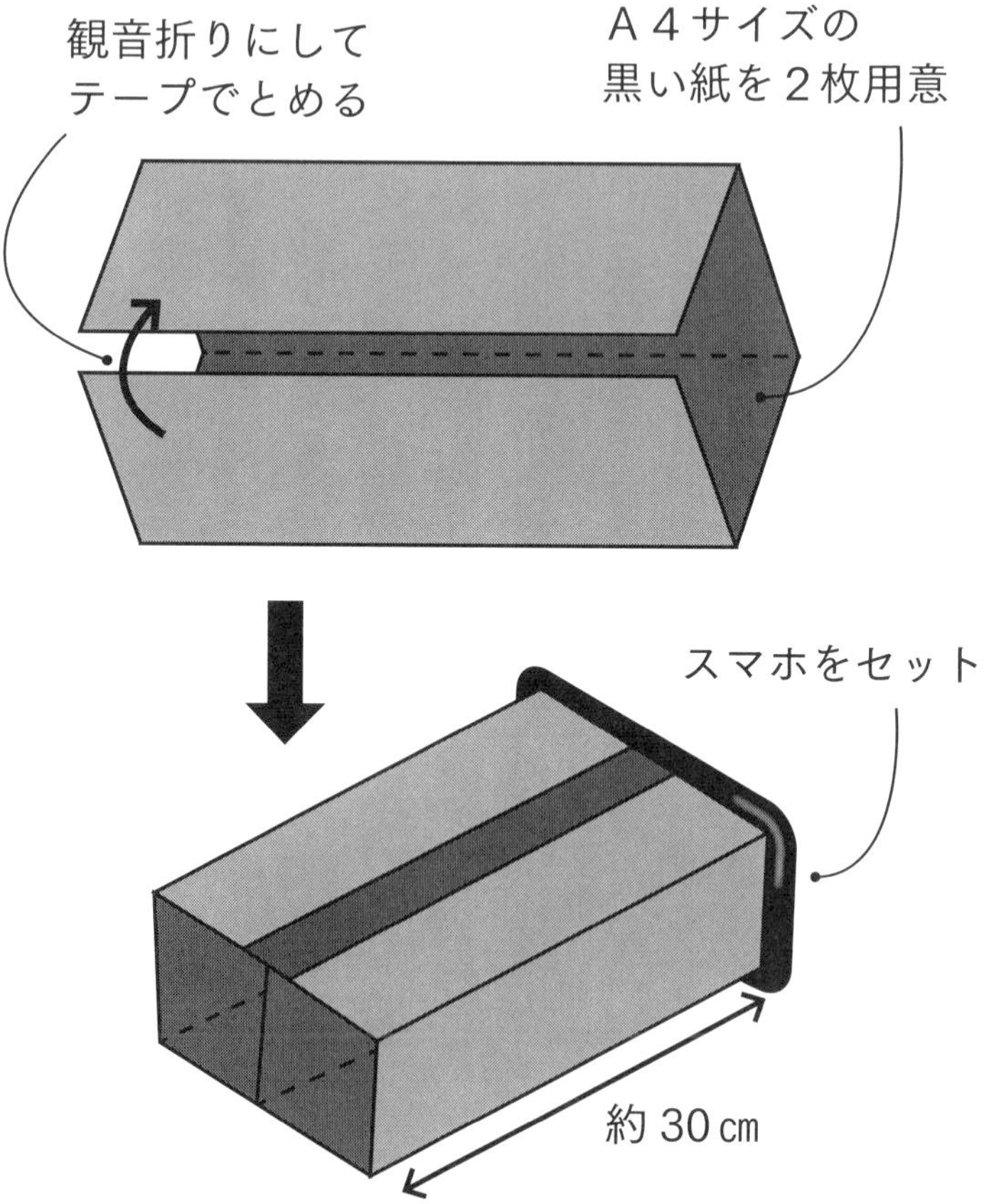


２個つなげて上下を
テープでとめれば完成！
（双眼鏡のようにスマホ画面をのぞきます）

## プログラム

視力回復３Ｄ動画は、**基本訓練編＋本編**で構成されています。

立体動画に慣れない方のために、今回特別に「基本訓練」映像を制作していただきました。

立体視が苦手な方でも、これを数回見ていれば、一つの立体動画に見える瞬間がきます。このコツをつかめば複雑な動画も見られるようになります。

基本訓練は、シンプルな球の遠近運動です。

背景を海と空にして球を目標にしていますので、平行法でも交差法でもトレーニング可能です。球が近づいたり遠ざかったりするのを自然に見ているだけで、トレーニングになります。

人によっては近づくと見えなくなったりボヤけたりしますが、数回やるうちに一つになるようになり、トレーニングを実感できる構成になっています。

なおＢＧＭの音源は、立体音響チューニングがされていて脳を活性化します。


繰り返しになりますが、**最初はできなくても、何度も３Ｄ動画の立体視に挑戦し、視力や視機能回復を勝ち取っていくプロセスこそが視力回復トレーニングです。**

## 視力回復即効データ

＊視力回復トレーニング＋３Ｄ動画を各１回おこなった
＊融像とは、左右の網膜に映った像を脳の中で１つにまとめる働き

### 老眼

50代女性

| | 近見視力 右 | 近見視力 左 | 融像視 |
|---|---|---|---|
| トレーニング前 | 0.15 | 0.15 | 20% |
| トレーニング後 | 0.3 | 0.3 | 60% |

トレーニングをしたら頭がすっきりした。裸眼でもぼやけ感が軽減した。手元の資料もメガネをかけずに見ることができました。

### 近視＋不同視

40代女性

| | 近見視力 右 | 近見視力 左 | 融像視 |
|---|---|---|---|
| トレーニング前 | 0.3 | 0.5 | 60% |
| トレーニング後 | 0.4 | 0.5 | 90% |

動画を見たあとは、癒された感じ。立体視はやっていくうちにできるようになった。融像視も短時間でこんなに向上するとは思わなかった。

**〈トレーニングに関する問い合わせ先〉**

ビジョンサロン　0120-3636-21　https://www.vision-fc.co.jp/
カズシン　0120-910-025　https://www.kazushin.com/

## 著者紹介

中川和宏　1953年広島県生まれ。早稲田大学政経学部卒。1981年にビジョンサロン開設以来、約40年間3万人以上のカウンセリング実績を持つ視力回復トレーニングの第一人者。アメリカのオプトメトリスト（視力眼科医）がおこなっているビジョン・セラピーを学び、ヨガと東洋哲学をベースに独自に研究、開発した東洋的ビジョン・セラピー（中川メソッド）を確立。従来の視力回復法と違い、眼だけでなく脳の働きに注目。脳を活性化して視力を劇的に回復させる画期的な方法は、その即効性とともに、マスコミで大きな話題を呼んでいる。『図解トレーニング　眼の老化は「脳」で止められた！』（小社刊）、『驚異の視力回復法』（三笠書房）、『一番やさしい視力法』（ＰＨＰ研究所）などベストセラー多数。

ビジョンサロン：0120−3636−21　https://www.vision-fc.co.jp/
カズシン：0120−910−025　https://www.kazushin.com/

見《み》ているだけで視力《しりょく》アップ！
「眼《め》の老化《ろうか》」は脳《のう》で止《と》めらけれた！

2019年９月５日　第１刷

著　　者　中《なか》川《がわ》和《かず》宏《ひろ》
発 行 者　小澤源太郎

責任編集　株式会社 プライム涌光
電話　編集部　03(3203)2850

発 行 所　株式会社 青春出版社
東京都新宿区若松町12番１号 〒162-0056
振替番号　00190-7-98602
電話　営業部　03(3207)1916

印　刷　共同印刷　　製　本　フォーネット社

万一、落丁、乱丁がありました節は、お取りかえします。

ISBN978-4-413-23132-9 C0047

## 視力回復トレーニングで眼と脳が若返る！

### 中川和宏の好評既刊

図解トレーニング

# 眼の老化は「脳」で止められた！

近視・老眼・緑内障…
アメリカ視力眼科の最新プログラムを一挙公開

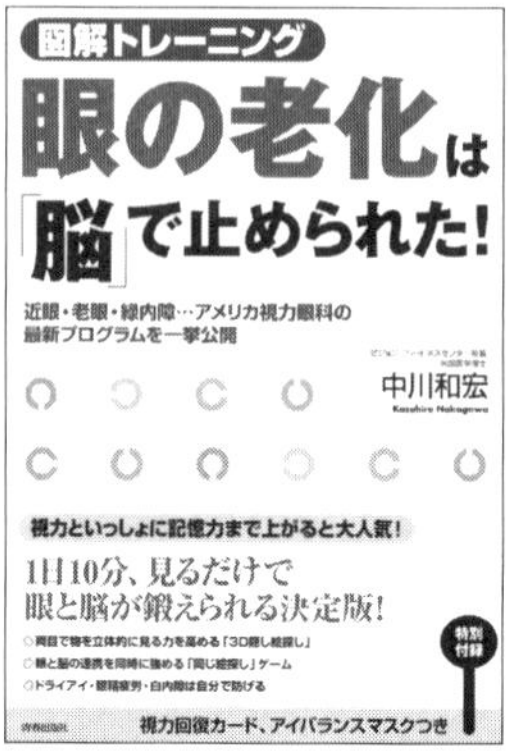


B5判　ISBN978-4-413-00945-4　1200円

# 目を動かすだけで「記憶力」と「視力」が一気によくなる！

目と脳を同時に鍛える「速視」トレーニング

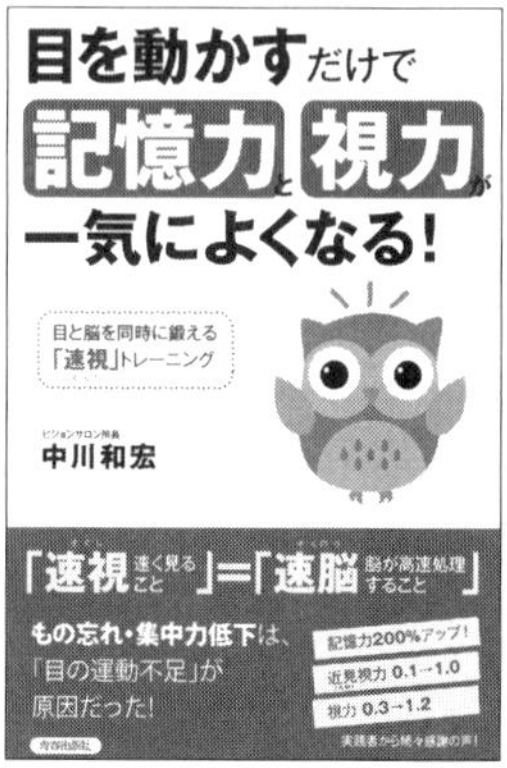


四六判　ISBN978-4-413-03994-9　1400円

※上記は本体価格です。（消費税が別途加算されます）
※書名コード（ISBN）は、書店へのご注文にご利用ください。書店にない場合、電話またはFax（書名・冊数・氏名・住所・電話番号を明記）でもご注文いただけます（代金引換宅急便）。商品到着時に定価＋手数料をお支払いください。〔直販係　電話03-3203-5121　Fax03-3207-0982〕
※青春出版社のホームページでも、オンラインで書籍をお買い求めいただけます。ぜひご利用ください。〔http://www.seishun.co.jp/〕

**お願い**　ページわりの関係からここでは一部の既刊本しか掲載してありません。折り込みの出版案内もご参考にご覧ください。